家庭应急术

# 5分钟治痛 中医小方法

臧俊岐 编著

黑龙江科学技术出版社
HEILONGJIANG SCIENCE AND TECHNOLOGY PRESS

## 图书在版编目（CIP）数据

家庭应急术：中医小方法，5分钟治痛/臧俊岐编著. ——
哈尔滨:黑龙江科学技术出版社，2016.8（2023.8重印）
　ISBN 978-7-5388-8831-7

　Ⅰ．①中… Ⅱ．①臧… Ⅲ．①疼痛-中医治疗法
Ⅳ.①R242

　　中国版本图书馆CIP数据核字(2016)第147889号

## 家庭应急术：中医小方法，5分钟治痛

JIATING YINGJISHU:ZHONGYI XIAO FANGFA, 5 FENZHONG ZHI TON

| | |
|---|---|
| 编　　著 | 臧俊岐 |
| 责任编辑 | 梁祥崇 |
| 封面设计 | 深圳市金版文化发展股份有限公司 |
| 出　　版 | 黑龙江科学技术出版社 |
| | 地址：哈尔滨市南岗区公安街70-2号　邮编：150007 |
| | 电话：（0451）53642106　传真：（0451）53642143 |
| | 网址：www.lkcbs.cn |
| 发　　行 | 全国新华书店 |
| 印　　刷 | 三河市燕春印务有限公司 |
| 开　　本 | 723 mm×1020 mm　1/16 |
| 印　　张 | 10.5 |
| 字　　数 | 120千字 |
| 版　　次 | 2016年8月第1版 |
| 印　　次 | 2023年8月第2次印刷 |
| 书　　号 | ISBN 978-7-5388-8831-7 |
| 定　　价 | 68.00元 |

在医学上，疼痛是最常见的症状之一，是机体对损害的一种保护性反应。引起疼痛的刺激方式在各组织有所不同，一般来说胃肠对缺血、痉挛和炎症较敏感；肌肉痛则多由于缺血、肌肉组织撕裂或坏死、出血、注入刺激性液体等引起，长时间的肌肉收缩也可引起疼痛；关节对炎症较为敏感……

医学认为疼痛的位置常指示病灶所在，而疼痛的性质间接反映疾病的类型。中医从疼痛的性质可以辨出疾病的证型，如胀痛，腹部胀痛多因气滞引起，但头目胀痛，则多因肝火上炎或肝阳上亢所致。隐痛，多因气虚血亏，脏腑经脉失养所致。刺痛，多是血瘀所致。重痛，即疼痛伴沉重感，多因湿气困阻所致。冷痛，多为受寒或阳气亏虚所致。

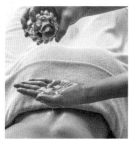

采用理疗的方法治疗各种疼痛性疾病，均有很好的疗效。有研究表明，刺激人体穴位能促使人体的许多部位释放出具有生物活性的化学物质，这些物质能加速致炎致痛物质的清除，从而产生镇痛效应。据哈佛大学科研人员的一项研究显示，当刺激到相应的穴位上几秒之后，磁共振成像扫描显示受试者大脑中特定区域的血流逐渐减少（科研人员解释说，当血液减少时，大脑便不会"努力工作"），因此能让大脑特定区域镇静下来，以达到镇痛的效果。

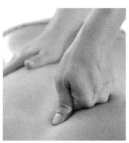

本书致力于用中医理疗方法快速祛痛，开篇叙述了关于疼痛的相关知识，介绍了快速镇痛的2种中医理疗方法（按摩、刮痧）的操作手法，并按照常见的痛疾分类，每个病列举了3～5个祛痛的特效穴。书中配有精准的取穴及按摩、刮痧操作图片，随图操作治疗疼痛，方法简便、安全可靠。

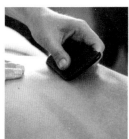

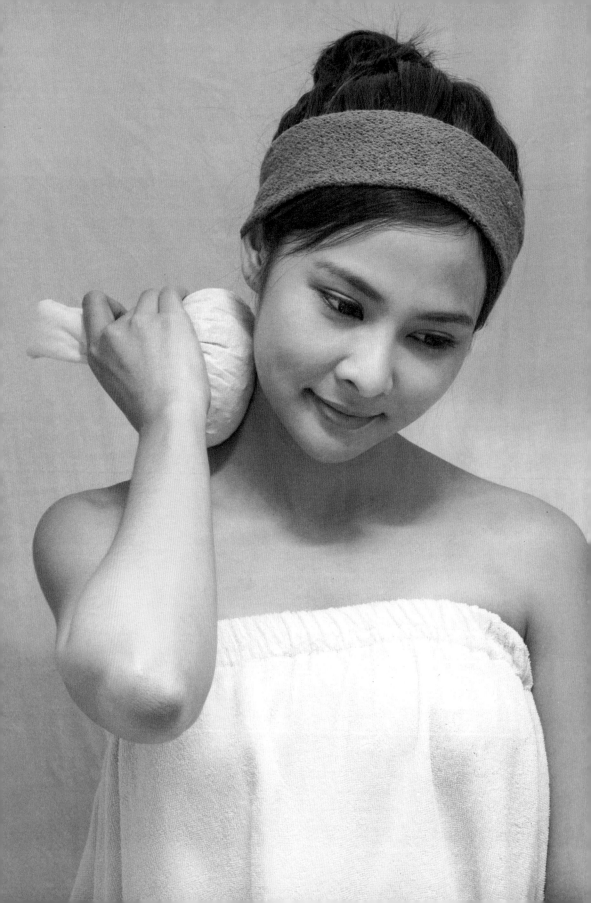

# CHAPTER 01

## 疼痛：倾听来自身体的"声音"

从古至今话疼痛 002

中西合璧帮您辨疼痛 003

疼痛对身体的影响 005

疼痛是疾病的预警信号 006

了解经络穴位，理疗止痛的基础 008

精准取穴，轻松做理疗 009

自我理疗，手法很关键 011

# CHAPTER 02

## 不再昏昏沉沉，五分钟祛头痛

祛头痛，必先了解头痛 016

五大特效穴，帮您祛头痛 017

风寒头痛有妙方，止痛更祛痛 022

风热头痛可以不药而愈 024

速效赶走风湿头痛 026

肝阳上亢头痛不可不知的事 028

头痛有时是肾虚引起的 030

补好气血头不痛 032

痰浊拜拜，头痛不再 034

祛瘀畅经络，头痛自可破 036

头痛的简易应急调理法 038

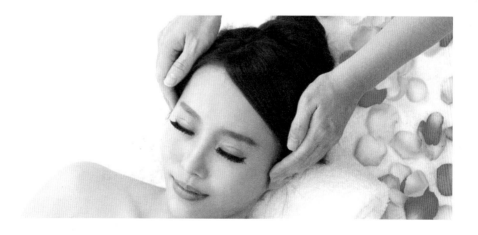

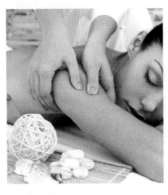
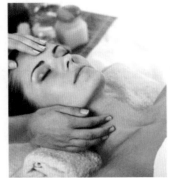
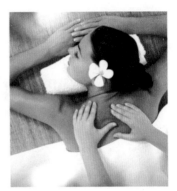

# CHAPTER 03

# 全民护颈，告别颈痛

颈痛常识小科普    040    劳伤不注意，颈痛难以去    048

护颈需要知道的特效穴    041    肝肾不虚，颈痛不惧    050

快速祛风寒，颈痛不再犯    046    颈痛的防治策略    052

# CHAPTER 04

# 对易复发的肩痛说"不"

搞清楚肩痛的秘密    054    瘀血停肩的痛轻松缓解    062

肩痛，记住这些特效穴    055    气血充足，肩膀活动自如    064

赶走风、寒、湿，肩部舒适不疼痛  060    恼人肩痛防治法    066

# CHAPTER 05

# 胸痛可大可小，解痛看这里

胸痛不可忽视，小心疾病在萌芽  068    胸痛特效穴，不再束手无策    069

寒入心脉，祛寒去胸痛　074
气滞心胸痛隐发，调畅气机好方法　076
简易方法不让痰浊闭于胸　078
化胸瘀，疗胸痛　080
气阴两虚，胸痛怎可去　082
胸痛潮热汗不除，心肾之阴需补足　084
心肾阳不虚，胸痛快速去　086
急性发作期的胸痛调控法　088

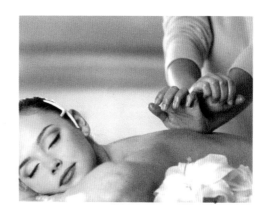

# CHAPTER 06
# 最常见的疼痛：胃痛

你真的了解胃痛吗　090
护胃的特效穴　091
快速拯救受寒的胃　096
饮食消化好，胃痛离你远　098
痰饮胃痛，简易理疗胜过药　100
解决湿热胃痛的好方法　102

肝胃和，胃痛撤　104
祛除瘀血，胃不刺痛好轻松　106
胃阴不足易隐痛　108
赶走虚寒，打响"保胃战"　110
胃痛的预防护理小知识　112

# CHAPTER 07
# 难熬腹痛速解决

了解腹痛方能除腹痛　114
特效穴帮您止腹痛　115
让腹部温起来，赶走寒邪腹痛　118
祛除湿热，腹不痛，大便爽　120
绵绵腹痛以祛虚寒为先　122

消化好，腹部自然不痛　124
腹胀痛连两胁，快调气机　126
通行瘀血，拒绝腹刺痛　128
腹痛的那些注意事项　130

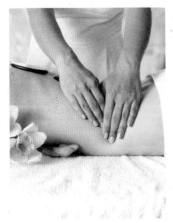 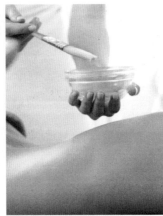 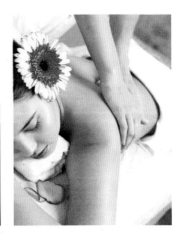

# CHAPTER 08
# 还在为腰痛坐立不安吗

腰痛知识小集锦    132    祛除腰部瘀血，腰不痛，随意动    140

腰痛难忍，试试特效穴    133    腰部酸痛需补肾    142

别让寒湿困住你的腰    136    腰痛生活要注意    144

别让腰部又痛又热    138

# CHAPTER 09
# 女性最常见的疼痛：痛经

了解痛经，远离痛经    146    气滞血瘀，当然腹痛经不畅    154

痛经特效穴，月事更轻松    147    内寒致血瘀，这样的痛经好办    156

补足肾气，经不痛，腰不酸    150    经痛小便黄，得排出体内湿热    158

痛经乏力心悸，是气血太虚了    152    好方法让您远离痛经    160

# CHAPTER 01

# 疼痛：倾听来自身体的『声音』

痛是一种生命现象。我们为什么会感觉到疼痛？中医说『通则不痛，痛则不通』。这里的『通』是指『经络』的畅通，经络畅通则不痛，经络不通则会痛。

# 从古至今话疼痛

疼痛是人类最原始、最普遍存在的一种痛苦，对它的认识始终伴随着人类的进步和医学的发展。

## 不通则痛，不荣则痛

中医认为"通则不痛，痛则不通"，说明痛是由于经气不通所引起的。而能导致经气不通的因素包括外邪（风、寒、湿、热）及正气不足。不是每个痛证都有明显的外伤史，大多数的痛证都是正气虚弱，外邪乘虚而入的"虚实夹杂"的状况。

那么，何为"不荣则痛"呢？人体气血足则正气足，气血通过脏腑的功能与活动而生成，而脏腑功能活动又靠气血来推动。气血与人体经络、脏腑各个方面都存在着相互依存、相互影响的密切关系。一旦气血不足，即"不荣"，经络就会出现问题，身体里面的经络便会出现堵塞；堵塞严重的话，整个气血运输就会瘫痪。这样的话，痛也就在人体中产生了。

## 急性疼痛，慢性疼痛

急性疼痛是个症状。慢性疼痛是无持续存在的病理变化而迁延超过正常病程的一类疼痛。慢性疼痛本身就是一种疾病，它可以导致机体及神经系统在分子、细胞、心理及社会多水平发生调节失常，如带状疱疹后遗神经痛、残肢痛等复杂性局部疼痛综合征，这些慢性疼痛因得不到及时有效的治疗，会导致机体系统功能失调和免疫力低下而诱发各种并发症，成为难治愈的疼痛病，甚至最后使疼痛患者致残。

慢性疼痛会使患者丧失工作能力，导致经济收入下降或者失去工作。1999年在维也纳召开的第9届世界疼痛大会上首次提出"疼痛不仅仅是一种症状，也是一种疾病""免除疼痛是全人类的权利"。鉴于疼痛在临床诊断和治疗中的重要性，疼痛已被现代医学列为体温、脉搏、呼吸、血压之后的第五大生命体征。

# 中西合璧帮您辨疼痛

疼痛有时极难描述，人们通常可以指出疼痛的部位和程度，但要准确说明其性质则较为困难。人们通常是用比拟的方法来描述，如诉说刺痛、灼痛、跳痛、钝痛或绞痛。

## 西医眼中的痛

疼痛可以引起逃避、诉痛、啼哭、叫喊等躯体行为，也可伴有血压升高、心跳加快和瞳孔扩大等生理反应，但这些均非为疼痛所特有。疼痛作为感觉活动，可用测痛计进行测量。身体可认知的最低疼痛体验称为痛阈，其数值因年龄、性别、职业及测定部位而异。疼痛作为主观感受，没有任何一种神经生理学或神经化学的变化，可以视为判断疼痛特别是慢性痛的有无或强弱的特异指征。

※ **根据痛源所在部位**：分为头痛、胸痛、腹痛和腰背痛等。但有的内脏疾病刺激由内脏感受器接受，疼痛部位不在痛源处而在距离真实痛源相当远的体表区域，这种疼痛称为牵涉痛，如心绞痛的疼痛常放散到左肩、臂和腕。

※ **根据疼痛出现的系统**：分为皮肤痛、神经痛等，其中中枢神经结构损害引起的疼痛称为中枢性疼痛。

※ **根据出现的时程和程度**：分为急性痛、慢性痛和轻、中、重痛等。

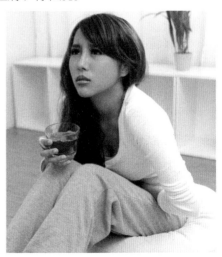

※ **根据引起疼痛的原因**：分为炎症痛、癌痛等。有的截肢患者，甚至先天缺肢畸形的患者仍可感到自己不复存在的或根本未曾有过的肢体的疼痛，这称为幻肢痛。极度抑郁的人以及某些精神分裂症或癫痫症患者的疼痛可能是其幻觉症状之一。

## 中医把痛分 10 种

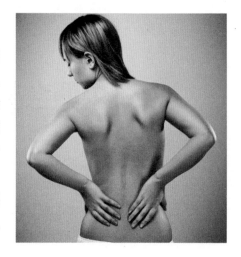

中医对疼痛的认识始于《内经》，如"痛者寒气多也""风为百病之长"，提出寒、风、热为最常见、最主要的致痛病因。随着经验的积累和知识的深入，疼痛病因理论渐趋完善，包含了外感六淫、内伤七情以及饮食劳倦损伤等诸多方面。

※ **酸痛**：这是最常见的一种疼痛，主要表现是痛处发酸、感觉无力，腰部和四肢肌肉最易出现。此种疼痛多与局部劳损有关，耗伤气血不能濡养筋脉所致，见于经常负重的情况。此种疼痛属虚性疼痛，因此更多见于中老年人群。

※ **胀痛**：表现为疼痛局部有胀满感，病因多为气机受阻、气滞不通，常见于胸、腹等部位。一般是由于情志原因造成，经常生气、郁闷者多见。

※ **重痛**：表现为疼痛伴有沉重感，多因湿邪阻滞、脾失健运所致，如头重痛、四肢重痛等。此种疼痛具有一定的季节性或地域性，久居潮湿之处或天气湿度过大时尤其明显。

※ **虚痛**：一般为程度较轻的、隐隐的疼痛，持续时间较长，但可以忍受。疼痛发作时喜按喜暖，很多慢性的内脏疼痛均属于虚痛，如慢性胃炎的胃痛、慢性肠炎的腹痛等。

※ **窜痛**：疼痛表现痛无定处，游走不定，常出现在四肢关节，多因感受风寒之邪所致，遇热则疼痛会有所缓解。

※ **寒痛**：有明确的受寒史，疼痛来势迅猛剧烈，多见于风湿类疼痛，此种疼痛也与气候地域有关。

※ **跳痛**：表现为局部有节律地、"一跳一跳"地疼痛，常见于过度紧张劳累造成的头疼，或者是痈肿、疮疡所致的疼痛。

※ **刺痛**：特点是痛如锥刺，固定不移，疼痛较为剧烈，多因瘀血内阻所致，外伤或神经损伤可以出现刺痛，如急性扭伤、三叉神经痛等。

※ **坚痛**：在疼痛的部位按之感觉坚硬，经常会触及一个硬块，为有形实邪积聚在病所，使气血结聚所致，如淋巴结核、乳腺增生等。

※ **绞痛**：指痉挛性的剧烈疼痛，有时伴有闷塞的感觉，如急性发作的心绞痛，或由于某些病症引起的内脏剧烈阵发性疼痛，如结石造成的肾绞痛。

# 疼痛对身体的影响

痛觉是上天赐予人类的一种保护功能，可以让人避开伤害。但长时间的疼痛往往适得其反，会对机体造成极大的损害。下面简要介绍一下疼痛对身体各系统的影响。

※ **疼痛对心血管系统的影响**：疼痛刺激可引起体内的一些内源性递质和血管活性物质的释放，从而影响患者的心血管功能。如儿茶酚胺、醛固酮、抗利尿激素和血管紧张素等物质的释放，均会影响心血管系统，出现心率增快、血压升高，增加心肌耗氧量，甚至出现心律失常等。

※ **疼痛对呼吸系统的影响**：水钠潴留可引起血管外肺水增多，导致患者通气／血流比值失常。胸腹壁疼痛的患者，可出现肺顺应性下降，通气功能降低，患者易发生肺炎和肺不张。出现缺氧和二氧化碳蓄积，甚至呼吸衰竭。

※ **疼痛对内分泌功能的影响**：疼痛作为一种应激源，可引起机体发生严重的应激反应，导致体内多种应激激素的释放，产生一系列的病理生理改变。如肾上腺素、皮质醇和胰高血糖素水平的升高，导致血糖升高、负氮平衡。

※ **疼痛对消化系统的影响**：疼痛引起交感神经兴奋，反射性地抑制胃肠道功能。使得胃肠平滑肌张力降低，而括约肌张力增加，患者出现恶心、呕吐、腹胀等不良反应。

※ **疼痛对免疫功能的影响**：疼痛引起的应激反应一方面使体内杀伤性 T 细胞的功能减弱、数量减少，同时机体的网状内皮系统处于抑制状态；另一方面内源性儿茶酚胺、糖皮质激素和前列腺素增加，造成机体免疫功能改变，甚至加快肿瘤转移和扩散。

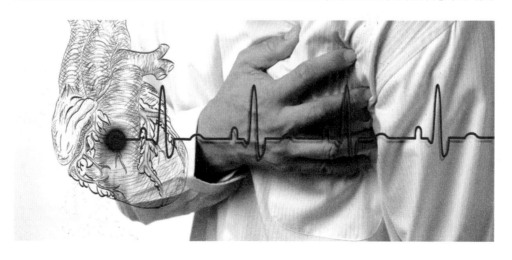

# 疼痛是疾病的预警信号

　　头痛、喉咙痛、胃痛、腿痛……这些身体的疼痛经常在我们身上发生，但很多人面对疼痛带来的身体不适时都选择当"忍者"，或者随便吃些止痛药就算了。现代医学研究表明，疼痛不仅是人体患病的重要信号，而且许多慢性疼痛本身就是病。

| 1 头部疼痛 | ※ **症状描述** 头部像被挤压般疼痛，感觉太阳穴或眼睛后面的神经"一跳一跳"地痛。<br>※ **可能病症** 紧张性头痛。<br>※ **致病原因** 由于压力过大或过度疲劳、交感神经过度兴奋、血管痉挛所致。 |
| --- | --- |
| 2 咽喉疼痛 | ※ **症状描述** 咳嗽、咳痰，并伴有呼吸困难。<br>※ **可能病症** 支气管炎。<br>※ **致病原因** 吸烟、细菌、过敏或病毒都会使支气管发炎。 |

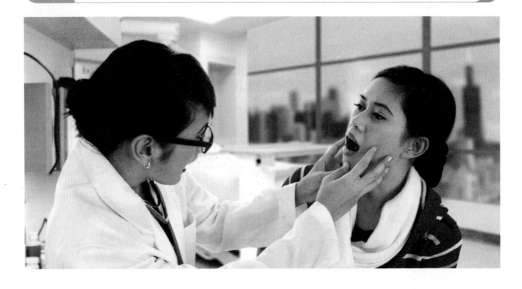

**3**
**胸部
疼痛**

※ **症状描述** ①胸部出现针扎样、烧灼样的刺痛。②胸部正中灼烧样疼痛。

※ **可能病症** ①心绞痛。②胃食管反流。

※ **致病原因** ①可能是由于冠状动脉被阻塞、心脏供血不足而发生心绞痛。②贲门可阻止食物返流回食管。当贲门出现问题时，酸性很高的胃液便会进入食管，使食管黏膜受到损伤。

**4**
**胃部
疼痛**

※ **症状描述** 上腹部紧缩般疼痛或感到很不舒服，尤其在饭后1~3小时更加明显。

※ **可能病症** 消化系统溃疡。

※ **致病原因** 服用消炎止痛药的人群多发，过量吸烟和饮酒也易引发此症。

**5**
**腹部
疼痛**

※ **症状描述** ①腹部灼烧样的疼痛。②上腹部尖锐的疼痛。

※ **可能病症** ①胃或十二指肠溃疡。②胆结石。

※ **致病原因** ①胃部或十二指肠的黏膜出现破溃，遭到强度很高的胃酸的侵袭，因而非常痛苦。②胆总管梗阻和发炎，因而发生剧痛。

**6**
**腿部
疼痛**

※ **症状描述** 被踢打似的疼痛。通常在大腿处，有时会扩展到全腿甚至脚尖。

※ **可能病症** 坐骨神经痛。

※ **致病原因** 脊柱骨节滑动，压迫神经末梢。长期从事体力工作或进行剧烈运动后容易发生。

**7**
**背部
疼痛**

※ **症状描述** 背部肌肉扭缩，脊柱僵直。

※ **可能病症** 脊柱椎间盘退化。

※ **致病原因** 长期坐位工作及姿势不适当，脊柱过度劳累，椎间盘容易受到伤害，产生疼痛及僵直。

# 了解经络穴位，理疗止痛的基础

以往我们之所以没能对经络进行很好的利用，根本的原因是中医传统理论深奥难懂，一般人很难深入其中。其实经络向内归属于五脏六腑，向外四通八达于四肢百骸，把人体各部分联系成了奥妙无穷的整体。无论体质如何，疏通经络都能使之常保健康，通过经络来强身健体虽然听起来非常深奥，但是使用起来却非常简单。

经络分布的独特性造就了它的神奇，人体的整个经络如同一个立体架构的信息网，而穴位便是这个网上面的交会点。无论是中医的其他疗法还是西医，所有的治疗理论和方法都没有像经络一样，具有这样复杂庞大的体系，可以涵盖人体内外深浅各个脏器和组织，这也就确立了经络穴位无可比拟的治疗效果。经络在身体里联络脏腑、沟通四肢和百骸，如山川河流般将人体联系成一个有机的整体，使所有的活动保持着阴阳协调、整体统一。经络超越了神经系统、循环系统和血液系统等各种分类，它承载着人体的气血精微，并将其运输到人体的各个部分，使人体的体表、脏腑、皮肉和筋骨均能受到温润濡养，又能够带走人体垃圾保证身体有效地运转。

中医说经络行气血而营阴阳，就是对经络集大成作用的概括。所以从中医的角度看，经络可以反映人体不同程度的变化，不管是任何时期还是任何部位，都会具有相应的体现。因为经络沟通联络着人体内外，当疾病入侵人体后，体内就会发生变化，有时候这些疾病更是通过经络传输。因此经络可反映出变化中的疾病，例如按压经络可出现明显的压痛，甚至直接在穴位处产生痛感等。这时经络就成了最直观的诊断器，世界上任何检验的仪器都很难超越经络的准确性。如果要查找和治疗疾病的话，经络绝对是一个不错的选择。

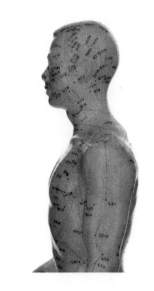

# 精准取穴，轻松做理疗

人体出现疾病时我们可以通过刮拭人体的一些经络穴位来缓解和治疗，所以取穴尤为关键，自然而然穴位的定位也就成了重中之重。如果找对了穴位，再加上适当的操作手法，便可以益寿延年，缓解身体的各类疾病；但如果在一窍不通或是一知半解的情况下胡乱摆弄，则往往会弄巧成拙。所以，在进行自我理疗之前，要先学会如何找准穴位。下面我们罗列一些常用的取穴方法。

## 手指同身寸定位法

手指同身寸度量取穴法是指以患者本人的手指为标准度量取穴，是临床取穴定位常用的方法之一。本书中所说的"寸"，与现今尺制度量单位的"寸"是有区别的，是用被取穴者的手指作为尺子测量的。由于人有高矮胖瘦之分，不同的人用手指测量到的一寸也不等长。因此，测量穴位时要用被测量者的手指作为参照物，才能准确地找到穴位。

※ **拇指同身寸**：拇指指间关节的横向宽度为 1 寸。

※ **中指同身寸**：中指中节屈曲，内侧两端纹头之间作为 1 寸。

※ **横指同身寸**：又称"一夫法"，指的是食指、中指、无名指、小指并拢，以中指近端指间关节横纹为准，四指横向宽度为 3 寸。

另外，食指和中指二指指腹横宽（又称"二横指"）为 1.5 寸。食指、中指和无名指三指指腹横宽（又称"三横指"）为 2 寸。

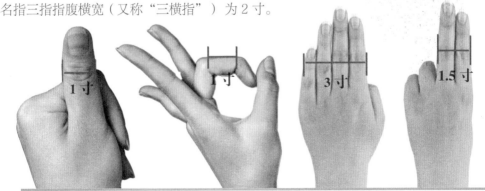

**常用同身寸示意图**

## 体表标志定位法

※ **固定标志**：常见判别穴位的标志有眉毛、乳头、指甲、脚踝等。如：神阙位于腹部脐中央；膻中位于两乳头中间。

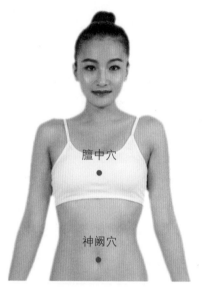

膻中穴

神阙穴

※ **动作标志**：需要作出相应的动作姿势才能显现的标志，如张口取耳屏前凹陷处即为听宫穴。

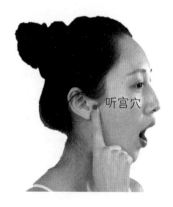

听宫穴

## 骨度分寸定位法

该法始见于《灵枢·骨度》篇，它是将人体的各个部位分别规定折算长度，作为量取腧穴的标准。如前后发际间为 12 寸；两乳间为 8 寸；胸骨体下缘至脐中为 8 寸；耳后两乳突（完骨）之间为 9 寸；肩胛骨内缘至背正中线为 3 寸；肩峰缘至背正中线为 8 寸；腋前（后）横纹至肘横纹为 9 寸；肘横纹至腕横纹为 12 寸；膝中至外踝尖为 16 寸。

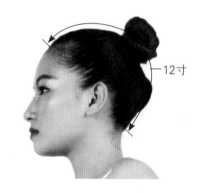

12寸

## 感知找穴法

身体感到异常，用手指压一压，捏一捏，摸一摸，如果有痛感、硬结、痒等感觉，或与周围皮肤有温度差，如发凉、发烫，或皮肤出现黑痣、斑点，那么这个地方就是所要找的穴位。感觉疼痛的部位，或者按压时有酸、麻、胀、痛等感觉的部位，可以作为阿是穴治疗。阿是穴一般在病变部位附近，也可在距离病变部位较远的地方。

# 自我理疗，手法很关键

## 按摩手法

### ◆ 按法

　　按法是用指、掌或肘深压于体表一定部位或穴位的按摩手法。按法是一种较强刺激的手法，有镇静止痛、开通闭塞、放松肌肉的作用。

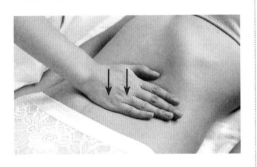

### ◆ 掐法

　　掐法指的是以拇指指甲在一定的部位上用力按压的一种按摩手法。具有开窍解痉的功效。如掐人中可以解救中暑及晕厥者。

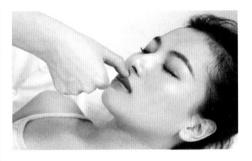

### ◆ 敲法

　　敲法是以指端垂直方向着力于治疗部位，如敲打戳击，并略有弹响的手法。敲法具有调和气血、引血归经、营养经络、祛风散寒的功效。

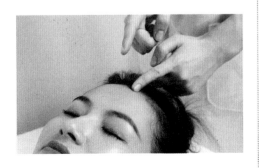

### ◆ 点法

　　点法是用指端、肘尖或屈曲的指关节突起部分着力，点压在一定部位的按摩手法。点法具有开通闭塞、活血止痛、解除痉挛、调整脏腑功能的作用。

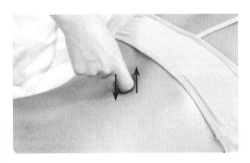

## 推法

推法是以指、掌、肘着力于治疗部位上，缓缓地进行单方向的直线推动的按摩手法，具有通经活血、化瘀消肿、祛风散寒、通便消积的作用。

指推法接触面积小，推动距离短，适用于面部、项部、手部和足部。掌推法接触面积大，推动距离长，多用于腰背部、胸腹部及四肢部。肘推法多用于背部脊柱两侧及股后侧。

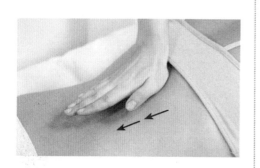

## 揉法

揉法是以手掌大鱼际或掌根、手指等部位着力，吸定于体表治疗部位上，带动皮肤、皮下组织一起，做轻柔和缓的旋转动作的按摩手法。揉法具有宽胸理气、消积导滞、祛风散寒、舒经通络、活血化瘀、消肿止痛、缓解肌肉痉挛、改善肌肉营养、强身健体等作用。揉法接触面可大可小，压力可轻可重，适用于全身各部，老幼皆宜。

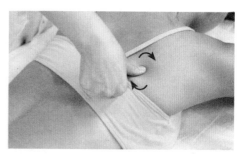

## 捏法

捏法就是用拇指、食指和中指相对用力，提捏身体某一部位皮肤肌肉的按摩手法。捏法的动作和拿法相似，只是用力较轻微，动作较小。捏法如果施用于脊柱两侧部位，就是我们平时所称的"捏脊"。捏法具有活血化瘀、舒经活络、安神益智的作用。

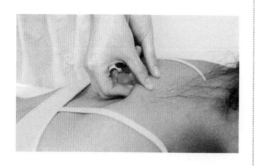

## 拿法

拿法是以拇指和其余手指相对用力，提捏或揉捏体表皮肤或穴位的按摩手法。拿法具有缓解肌肉痉挛、通调气血、发汗解表、开窍醒脑等作用。拿法适用于颈、肩及四肢部，是治疗保健的常用手法。

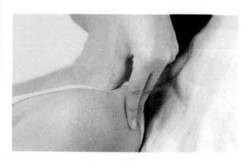

## ◆ 压法

压法是以肢体在施术部位压而抑之的方法。压法具有疏通经络、活血止痛、镇静安神、祛风散寒和舒筋展肌的作用。压法经常被用来进行胸背、腰臀及四肢等部位的按摩。

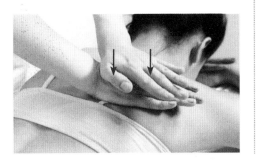

## ◆ 拿捏法

拿捏法指的是用拇指和其余四指，或用双手分置于患部肌肉或肌腱上，用力向上提起并进行节律性拿捏的按摩手法。拿捏法能够通经活络、增强肌力。

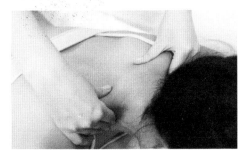

### 刮痧手法

## ◆ 角刮法

单角刮法以单刮痧板的一个角，朝刮拭方向倾斜45°，在穴位处自上而下刮拭。双角刮法以刮痧板凹槽处对准脊椎棘突，凹槽两侧的双角放在脊椎棘突和两侧横突之间的部位，刮痧板向下倾斜45°，自上而下刮拭。用于脊椎部。

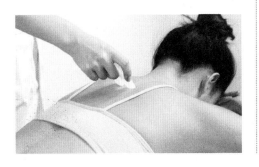

## ◆ 按揉法

平面按揉法：用刮痧板角部的平面以小于20°角按压在穴位上，做柔和、缓慢的旋转运动，刮痧板角部始终不离开接触的皮肤。

垂直按揉法：将刮痧板垂直按压在穴位上，其余同平面按揉法。

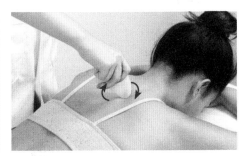

## ◆ 点按法

将刮痧板角部与穴位呈90°，向下按压，由轻到重，按压片刻后立即抬起，使肌肉复原。多次重复，手法连贯。

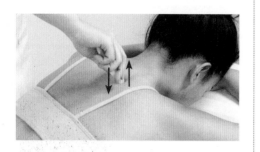

## ◆ 面刮法

将刮痧板的一半长边或整个长边接触皮肤，刮痧板向刮拭的方向倾斜30°～60°，自上而下或从内到外均匀地向同一方向直线刮拭。

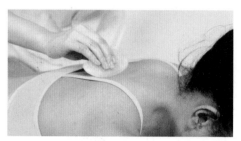

## ◆ 平刮法

操作方法与面刮法相似，只是刮痧板向刮拭的方向倾斜的角度小于15°，向下的按压力大。适用于身体敏感的部位。

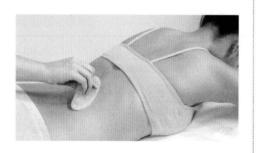

## ◆ 推刮法

操作方法与面刮法类似，刮痧板向刮拭方向倾斜的角度小于45°，刮拭速度慢，按压力大，每次刮拭的长度要短。

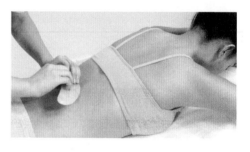

## ◆ 立刮法

将刮痧板角度与穴位区呈90°，刮痧板始终不离皮肤，并施以一定的压力做短距离前后或左右摩擦刮拭。

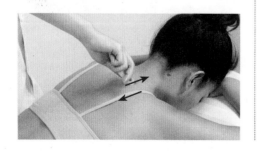

## ◆ 揉刮法

以刮痧板整个长边或一半长边接触皮肤，刮痧板与皮肤的夹角小于15°，均匀、缓慢、柔和地做弧形旋转刮拭。

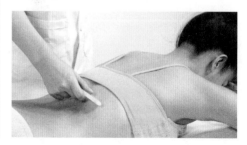

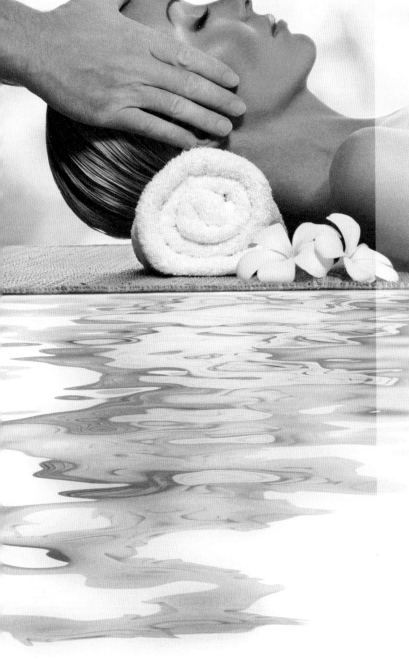

# CHAPTER 02

# 不再昏昏沉沉，五分钟祛头痛

头痛近年来发病率呈上升趋势，尤其偏头痛，一般人群发病率达百分之五，三十岁以下发病者逐年增长且女性多于男性。相当数量的病人尤其久治不愈者，往往求治于中医。

# 祛头痛，必先了解头痛

头痛病是指由于外感与内伤，致使脉络拘急或失养，清窍不利所引起的以头部疼痛为主要临床特征的疾病。头痛既是一种常见病，也是一个常见症状，可以发生于多种急慢性疾病过程中，有时也是某些相关疾病加重或恶化的先兆。

## ◆ 辨证要点

1. **辨外感内伤** 可根据起病方式、病程长短、疼痛性质等特点进行辨证。外感头痛，一般发病较急，病势较剧，多表现掣痛、跳痛、胀痛、重痛，痛无休止，每因外邪所致。内伤头痛，一般起病缓慢，痛势较缓，多表现隐痛、空痛、昏痛，痛势悠悠，遇劳则剧，时作时止。

2. **辨疼痛性质** 辨疼痛性质有助于分析病因。掣痛、跳痛多为阳亢、火热所致；重痛多为痰湿；冷感而刺痛，为寒厥；刺痛固定，常为瘀血；痛而胀者，多为阳亢；隐痛绵绵或空痛者，多精血亏虚；痛而昏晕者，多气血不足。

3. **辨疼痛部位** 辨疼痛部位有助于分析病因及脏腑经络。一般气血、肝肾阴虚者，多以全头作痛；阳亢者痛在枕部，多连颈肌；寒厥者痛在巅顶；肝火者痛在两颞。就经络而言，前部为阳明经，后部为太阳经，两侧为少阳经，巅顶为厥阴经。

4. **辨诱发因素** 因劳倦而发，多为内伤，气血阴精不足；因气候变化而发，常为寒湿所致；因情志波动而加重，与肝火有关；因饮酒或暴食而加重，多为阳亢；外伤之后而痛，应属瘀血。

## ◆ 治疗原则

头痛的治疗"须分内外虚实"，外感所致属实，治疗当以祛邪活络为主，视其邪气性质之不同，分别采用祛风、散寒、化湿、清热等法。内伤所致多虚，治疗以补虚为要，视其所虚，分别采用益气升清、滋阴养血、益肾填精，若因风阳上亢则治以熄风潜阳，因痰瘀阻络又当以化痰活血治疗为主。虚实夹杂，扶正祛邪并举。

# 五大特效穴，帮您祛头痛

TOP 01 **百会** ——调节大脑功能

　　百会穴属奇经八脉之督脉，因头为诸阳之会，本穴位居颠顶，联系脑部，是调节大脑功能的要穴。同时，本穴为百脉之宗，是各经脉气会聚之处，对于调节机体的阴阳平衡起着重要的作用。刺激本穴能打通全身经络，升阳理气，有效缓解各类头痛。

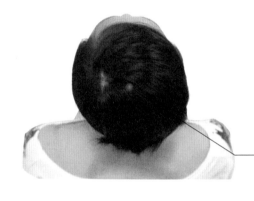

**标准定位：** 位于头部，当前发际正中直上 5 寸，或两耳尖连线的中点处。

## 百会穴：熄风醒脑、升阳固脱

| 保健方法 | 功效 |
|---|---|
| 按摩 | ⊙ 经常按摩这个穴位，可有效缓解头痛、目眩、耳聋、耳鸣、目不能视、鼻塞、鼻出血等病症 |
| 刮痧 | ⊙ 经常刮拭这个穴位，可有效缓解头痛、头胀、眩晕、痔疮、鼻炎、神经衰弱等病症 |

| 临床配伍方 | 百会＋ | ① 脑空、天柱，可疏散风邪，治头风、眼花。<br>② 神门、四神聪，可安神醒脑，治失眠。<br>③ 中脘、天枢（左侧）、气海、足三里，治胃下垂。 |
|---|---|---|

# 头维 ——明目止痛散头风

头维穴为足阳明胃经在头角部的腧穴，头部为诸阳之会，它要靠各条经脉不断地输送阳气及营养物质才能维持它的正常运行。胃经属多气多血之经，本穴在输送头部阳气中扮演着重要的角色，对头部各项功能的正常运转起着重要作用。刺激本穴，可有效缓解头痛，让您不再头重脚轻。

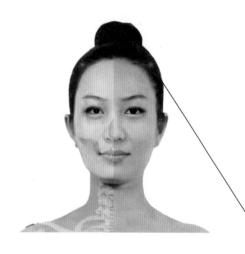

**标准定位：** 位于头侧部，当额角发际上0.5寸，头正中线旁4.5寸处。

## 头维穴：疏风泄火、明目止痛

| 保健方法 | 功效 |
|---|---|
| 按摩 | ⊙ 经常按摩这个穴位，可有效缓解头痛、偏头痛、目眩、目痛、迎风流泪、视物不明等病症 |
| 刮痧 | ⊙ 经常刮拭这个穴位，可有效缓解头痛、头胀、面神经麻痹、精神分裂症等病症 |

| 临床配伍方 | 头维+ | ① 风池、合谷、列缺，可祛风活血、通络镇痛，治偏头痛。<br>② 合谷、后溪，可镇静安神，治精神分裂症。<br>③ 太冲，可平肝潜阳，治目眩。<br>④ 下关、颊车，可活血通络，治面神经麻痹。 |
|---|---|---|

# TOP 03 太阳 ——止痛醒脑解疲劳

太阳穴属经外奇穴，《达摩秘方》中将揉按此穴列为"回春法"，认为常用此法可保持大脑的青春常在，返老还童。当人们长时间连续用脑后，太阳穴往往会出现重压或胀痛的感觉，这时施以按摩效果会非常显著。

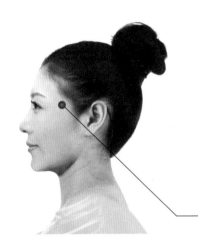

**标准定位：**位于颞部，当眉梢与目外眦之间，向后约一横指的凹陷处。

## 太阳穴：清肝明目、通络止痛

| 保健方法 | 功效 |
| --- | --- |
| 按摩 | ▷ 经常按摩这个穴位，可有效缓解头痛、偏头痛、头晕、脑卒中后遗症、三叉神经痛等病症 |
| 刮痧 | ▷ 经常刮拭这个穴位，可有效缓解头痛、偏头痛、眩晕、牙痛、目赤肿痛、面神经麻痹、麦粒肿等病症 |

**临床配伍方**

太阳 +

① 头维、率谷、风池，可通经活络，治偏头痛。
② 攒竹、肝俞、肾俞、照海，可滋补肝肾、养肝明目，治视物不明。
③ 太冲、委中、关冲、合谷，可清热解毒、疏风散邪，治红眼病。
④ 合谷、颊车，可清热镇痛，治牙痛。

# 印堂 ——止头痛，安心神

印堂穴属经外奇穴，有醒脑安神、改善头痛的作用，尤其是对前额头痛及其引起的失眠有奇效，经常刺激此穴，可增强鼻黏膜上皮细胞的增生能力，并能刺激嗅觉细胞，使嗅觉灵敏，缓解鼻炎及其引起的头昏脑涨；还能疏通面部气血，祛除脸上的痘痘，改善肤质，起到延缓衰老、驻颜回春的作用。

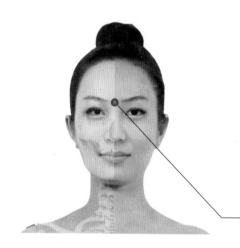

**标准定位：**位于额部，两眉头中间。

## 印堂穴：清头明目、通鼻开窍

| 保健方法 | 功效 |
| --- | --- |
| 按摩 | ▶ 经常按摩这个穴位，可有效缓解头痛、头晕、鼻炎、鼻出血、重舌、呕吐、颜面疔疮、三叉神经痛等 |
| 刮痧 | ▶ 经常刮拭这个穴位，可有效缓解头痛、目赤肿痛、高血压、脑卒中后遗症等病症 |

| 临床配伍方 | 印堂+ | ① 迎香、合谷，可清热宣肺、利鼻窍，治鼻炎、鼻塞。 |
| --- | --- | --- |
| | | ② 太阳、太冲，可平肝潜阳、行气止痛，治头痛、眩晕。 |
| | | ③ 攒竹，可清利头目，治头重如石。 |
| | | ④ 颊车、下关，可开窍通络，治三叉神经痛。 |

# 风池 ——头目风池主

　　风池穴属足少阳胆经，位于后颈部，在枕骨下，局部凹陷如池，常为风邪侵入处，也是祛风之要穴，中医有"头目风池主"之说，它能够提神醒脑，治疗大部分风病，对内外风邪引发的头痛有较好的治疗效果。

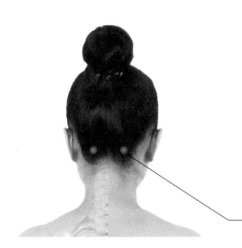

**标准定位：** 位于项部，枕骨之下，与风府相平，胸锁乳突肌与斜方肌上端之间的凹陷处。

## 风池穴：醒脑开窍、明目益聪

| 保健方法 | 功效 |
|---|---|
| 按摩 | ⊙ 经常按摩这个穴位，可有效缓解头痛、眩晕、鼻炎、耳鸣、耳聋、颈痛等病症 |
| 刮痧 | ⊙ 经常刮拭这个穴位，可有效缓解头痛、目赤肿痛、颈肩酸痛、肝阳上亢型高血压等病症 |

| 临床配伍方 | 风池＋ | ① 大椎、后溪，可祛风活络止痛，治颈项强痛。 |
|---|---|---|
| | | ② 睛明、太阳、太冲，可明目止痛，治目赤肿痛。 |
| | | ③ 阳白、颧髎、颊车，可行气活血，治口眼歪斜。 |
| | | ④ 大椎、肺俞，可疏风散寒，治感冒。 |

# 风寒头痛有妙方，止痛更祛痛

◎**临床表现：**头痛起病较急，其痛如破，痛连项背；恶风畏寒、口不渴、常喜裹头、苔薄白、脉多浮紧。

◎**治疗原则：**疏风散寒、通络止痛。

## 理疗穴位

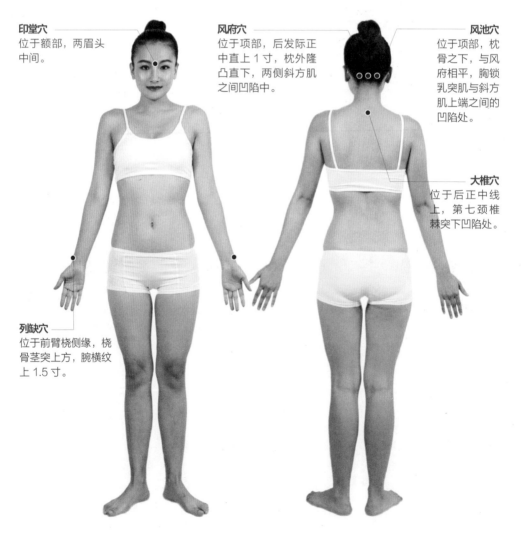

**印堂穴**
位于额部，两眉头中间。

**风府穴**
位于项部，后发际正中直上 1 寸，枕外隆凸直下，两侧斜方肌之间凹陷中。

**风池穴**
位于项部，枕骨之下，与风府相平，胸锁乳突肌与斜方肌上端之间的凹陷处。

**大椎穴**
位于后正中线上，第七颈椎棘突下凹陷处。

**列缺穴**
位于前臂桡侧缘，桡骨茎突上方，腕横纹上 1.5 寸。

## 按摩疗法

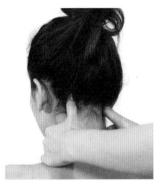

**➡ 揉按风池**

将拇指指腹置于风池上，其余四指附着于颈部，揉按 100 次，以局部皮肤出现红晕为度。

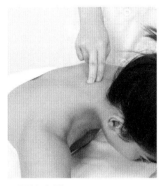

**➡ 揉按大椎**

将食指、中指并拢，用二指指腹揉按大椎 100 次，以患者感觉局部酸胀为度。

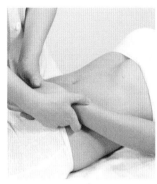

**➡ 揉按列缺**

一手抬起患者手臂，另一手的拇指指腹置于列缺上，揉按 100 次，以出现循经感传现象为度。

## 刮痧疗法

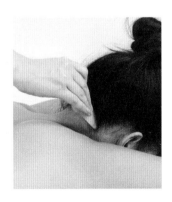

**➡ 角刮风池**

用角刮法由上至下地刮拭风池 30 次，力道稍重，以出现红色痧点为度。

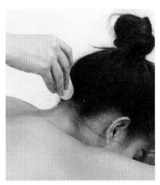

**➡ 角刮风府**

用角刮法刮拭风府 30 次，中间不宜停顿，一次刮完，至皮肤发热为度。

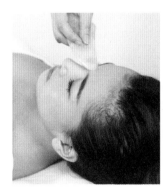

**➡ 点按印堂**

用刮痧板厚边棱角面侧为着力点，用点按法由上至下刮拭印堂 30 次，力度适中，以有酸胀感为度。

# 风热头痛可以不药而愈

◎**临床表现：**起病急，头呈胀痛，甚则头痛如裂；发热或恶风、口渴欲饮、面红目赤、便秘溲黄、舌红苔黄、脉浮数。

◎**治疗原则：**疏风清热、醒脑镇痛。

## 理疗穴位

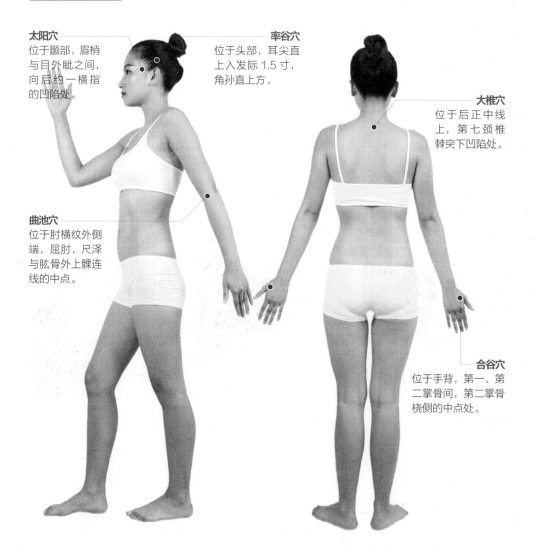

**太阳穴**
位于颞部，眉梢与目外眦之间，向后约一横指的凹陷处。

**率谷穴**
位于头部，耳尖直上入发际 1.5 寸，角孙直上方。

**大椎穴**
位于后正中线上，第七颈椎棘突下凹陷处。

**曲池穴**
位于肘横纹外侧端，屈肘，尺泽与肱骨外上髁连线的中点。

**合谷穴**
位于手背，第一、第二掌骨间，第二掌骨桡侧的中点处。

## 按摩疗法

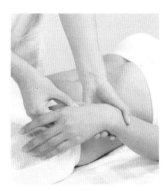

**➡掐揉合谷**

将拇指与食指相对呈钳形，由轻渐重地掐揉合谷 1 分钟，以局部有酸胀感为宜。

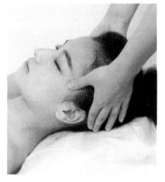

**➡揉按太阳**

将两手拇指指腹分别放于两侧太阳上，其余四指附于同侧脑部，力度由轻渐重地揉按 1 分钟。

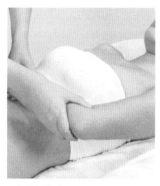

**➡揉按曲池**

将拇指指腹放于曲池上，其余四指附于手臂，由轻渐重地揉按 1 分钟。

## 刮痧疗法

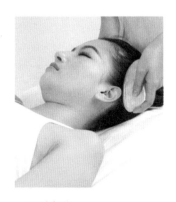

**➡面刮率谷**

用面刮法刮拭率谷 30 次，力度适中，以局部皮肤发红为度。

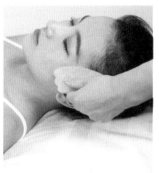

**➡平刮太阳**

用平刮法刮拭太阳 30 次，力度适中，可逐渐加重，以患者有酸胀感，能承受为度。

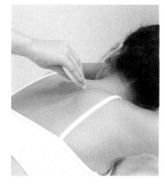

**➡角刮大椎**

用角刮法由上到下刮拭大椎 30 次，力道稍重，以出现红色或紫色痧点为度。

# 速效赶走风湿头痛

◎**临床表现**：头痛如裹，痛有定处；肢体困重、胸闷纳呆、大便或溏、苔白腻、脉濡或滑。

◎**治疗原则**：祛风胜湿、通络止痛。

## 理疗穴位

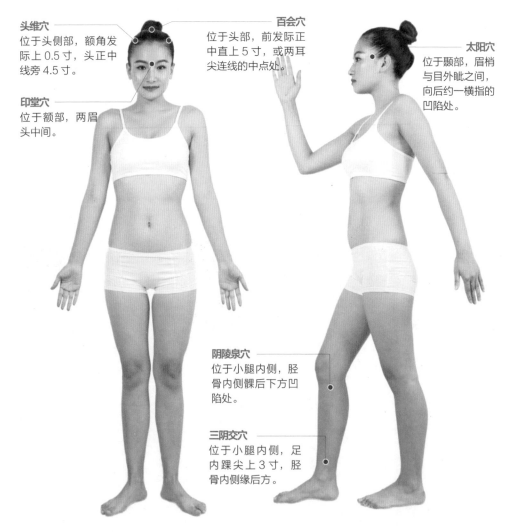

**头维穴**
位于头侧部，额角发际上 0.5 寸，头正中线旁 4.5 寸。

**印堂穴**
位于额部，两眉头中间。

**百会穴**
位于头部，前发际正中直上 5 寸，或两耳尖连线的中点处。

**太阳穴**
位于颞部，眉梢与目外眦之间，向后约一横指的凹陷处。

**阴陵泉穴**
位于小腿内侧，胫骨内侧髁后下方凹陷处。

**三阴交穴**
位于小腿内侧，足内踝尖上 3 寸，胫骨内侧缘后方。

## 按摩疗法

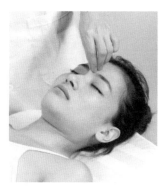

**➡挟提印堂**

用拇指和食、中两指相对，挟提印堂，双手交替挟提50次，以感到酸胀为度。

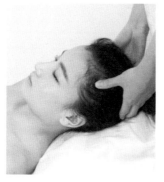

**➡揉按头维**

将两手拇指指腹分别放于两侧头维上，其余四指附于同侧脑部，力度由轻渐重地揉按1～2分钟。

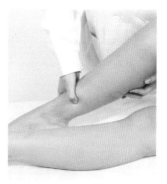

**压揉三阴交**

将拇指指腹放于小腿内侧的三阴交上，微用力压揉1分钟。

## 刮痧疗法

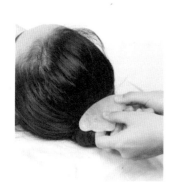

**➡面刮百会**

以刮痧板厚边棱角边侧为着力点，向四周呈放射性刮拭百会30次。

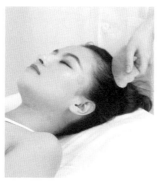

**➡面刮头维、太阳**

用面刮法刮拭头维、太阳各30次，力度由轻渐重，以局部有酸胀感为度。

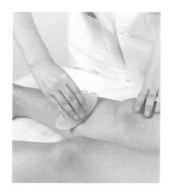

**➡面刮阴陵泉**

用面刮法刮拭阴陵泉30次，手法连贯，力度适中，以潮红为度。

# 肝阳上亢头痛不可不知的事

◎**临床表现：** 头痛目眩、心烦易怒、夜寐不宁、面红耳赤、口苦，或兼胁痛；舌红苔黄、脉弦数。

◎**治疗原则：** 平肝潜阳、降逆止痛。

## 理疗穴位

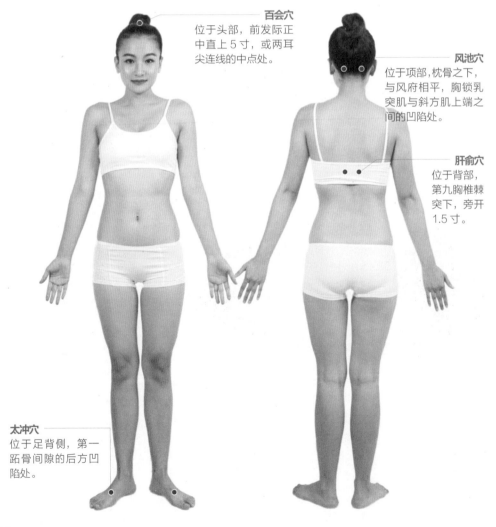

**百会穴**
位于头部，前发际正中直上5寸，或两耳尖连线的中点处。

**风池穴**
位于项部，枕骨之下，与风府相平，胸锁乳突肌与斜方肌上端之间的凹陷处。

**肝俞穴**
位于背部，第九胸椎棘突下，旁开1.5寸。

**太冲穴**
位于足背侧，第一跖骨间隙的后方凹陷处。

## 按摩疗法

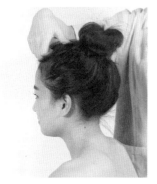

➡ 压揉百会

伸出拇指，其余四指半握拳，将指腹放于百会上，适当用力压揉 1 分钟。

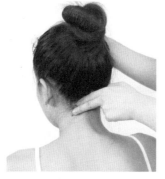

➡ 揉按风池

将食指、中指并拢，用指腹揉按风池 2 分钟，以局部皮肤发红为度。

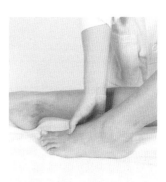

➡ 推按太冲

用拇指指腹来回推按太冲 1 分钟，至局部皮肤潮红发热为度。

## 刮痧疗法

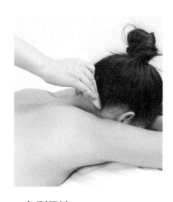

➡ 角刮风池

用角刮法刮拭风池 1 分钟，反复刮拭，力度适中，以出痧为度。

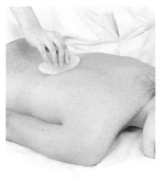

➡ 面刮肝俞

让刮痧板与皮肤呈 45°角，用面刮法刮拭肝俞 30 次，刮至皮下紫色痧痕形成为止。

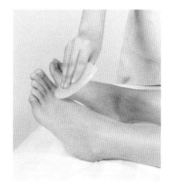

➡ 角刮太冲

用角刮法刮拭太冲 30 次，力度适中，刮至潮红、发热为度。

# 头痛有时是肾虚引起的

◎临床表现：头痛而空，每兼眩晕、耳鸣；腰膝酸软、遗精、带下、少寐健忘、舌红少苔、脉沉细无力。

◎治疗原则：滋阴补肾。

## 理疗穴位

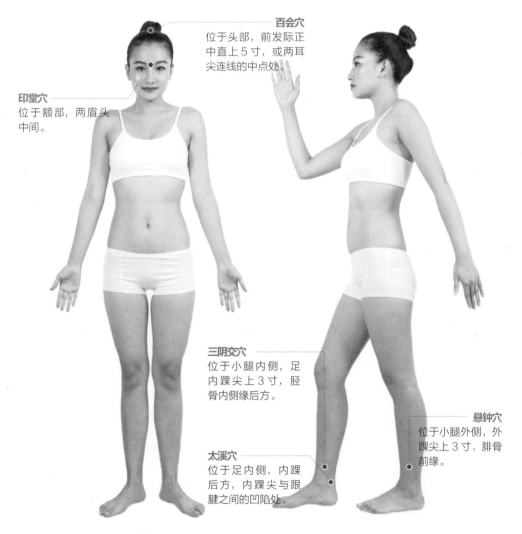

**百会穴**
位于头部，前发际正中直上5寸，或两耳尖连线的中点处。

**印堂穴**
位于额部，两眉头中间。

**三阴交穴**
位于小腿内侧，足内踝尖上3寸，胫骨内侧缘后方。

**悬钟穴**
位于小腿外侧，外踝尖上3寸，腓骨前缘。

**太溪穴**
位于足内侧，内踝后方，内踝尖与跟腱之间的凹陷处。

## 按摩疗法

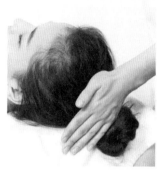

**➡摩揉百会**

将手掌覆于百会上，以顺时针的方向摩揉 1 分钟，力度适中，以患者感觉局部发热为度。

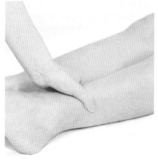

**➡揉按悬钟**

将拇指指腹放于悬钟上，由轻渐重地揉按 2 分钟。

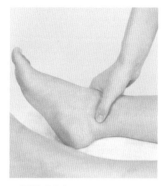

**➡揉按太溪**

将拇指按在太溪上，用指腹以顺时针的方向揉按 30 ~ 50 次。

## 刮痧疗法

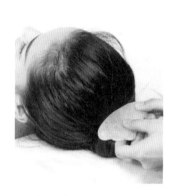

**➡面刮百会**

用面刮法刮拭百会 30 次，力度适中，刮至患者感到头皮发热为止。

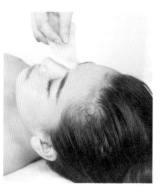

**➡角刮印堂**

用角刮法刮拭印堂 30 次，力度适中，可逐渐加重，以患者有酸胀感，能承受为度，可不出痧。

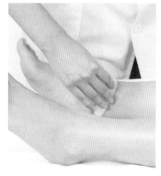

**➡面刮三阴交**

用面刮法从上往下地刮拭三阴交 5 ~ 10 次，手法连贯，力度适中，以潮红出痧为度。

# 补好气血头不痛

◎**临床表现：**头痛隐隐，或伴头晕、心悸不宁、神疲乏力、面色不华，劳则加甚；舌淡、脉细弱。

◎**治疗原则：**补益气血、安神止痛。

## 理疗穴位

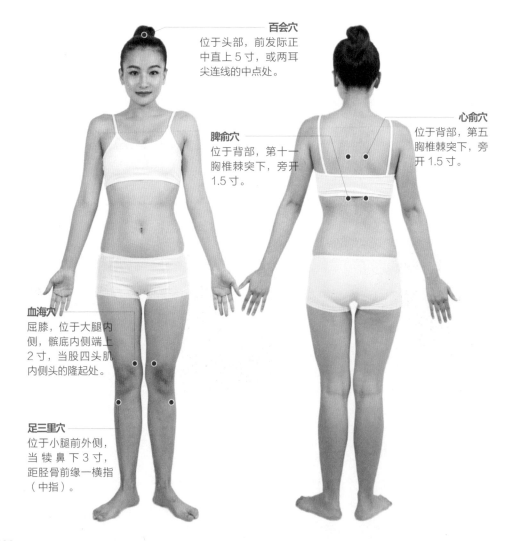

**百会穴**
位于头部，前发际正中直上 5 寸，或两耳尖连线的中点处。

**心俞穴**
位于背部，第五胸椎棘突下，旁开 1.5 寸。

**脾俞穴**
位于背部，第十一胸椎棘突下，旁开 1.5 寸。

**血海穴**
屈膝，位于大腿内侧，髌底内侧端上 2 寸，当股四头肌内侧头的隆起处。

**足三里穴**
位于小腿前外侧，当犊鼻下 3 寸，距胫骨前缘一横指（中指）。

## 按摩疗法

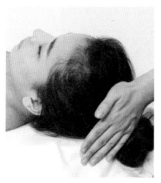

**➡摩揉百会**

将手掌心放在百会上,以顺时针的方向从轻到重地摩揉1分钟。

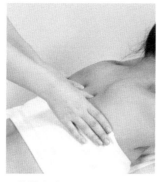

**➡推按心俞**

将拇指指腹放于心俞上,推按1分钟,以局部有酸痛感为度。

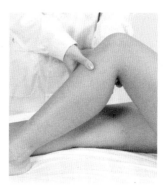

**➡揉按足三里**

用拇指指腹揉按足三里2分钟,力度适中,以潮红、发热为度。

## 刮痧疗法

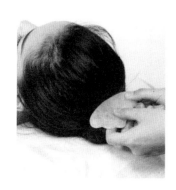

**➡面刮百会**

用刮痧板厚边棱角面侧为着力点,刮拭百会30次,逐渐加重,以有明显的酸麻胀痛感为度。

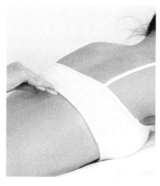

**➡面刮脾俞**

用面刮法刮拭脾俞30次,力度适中,刮至不再出现新痧为止。

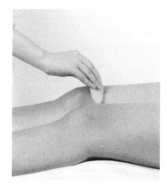

**➡面刮血海**

用面刮法从上往下刮拭血海30次,刮至不再出现新痧为止。

# 痰浊拜拜，头痛不再

◎临床表现：头痛、头昏、头闷重，伴胸闷、恶心，时欲呕吐；咳吐痰涎、苔白腻、脉滑。

◎治疗原则：健脾化痰、降逆止痛。

## 理疗穴位

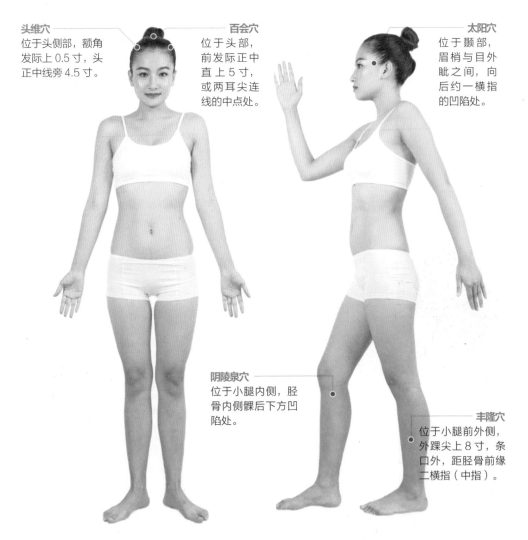

**头维穴**
位于头侧部，额角发际上0.5寸，头正中线旁4.5寸。

**百会穴**
位于头部，前发际正中直上5寸，或两耳尖连线的中点处。

**太阳穴**
位于颞部，眉梢与目外眦之间，向后约一横指的凹陷处。

**阴陵泉穴**
位于小腿内侧，胫骨内侧髁后下方凹陷处。

**丰隆穴**
位于小腿前外侧，外踝尖上8寸，条口外，距胫骨前缘二横指（中指）。

## 按摩疗法

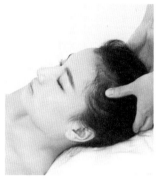

**➡揉按头维**

将拇指指腹放于头维上，其余四指附于同侧脑部，力度由轻渐重地揉按 1~2 分钟。

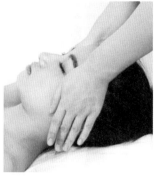

**➡揉按太阳**

将双手掌心紧贴在同侧太阳上，适当用力揉按 1 分钟，以局部发热为佳。

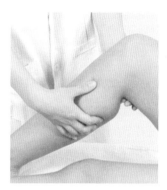

**➡揉按阴陵泉**

用拇指指腹揉按阴陵泉 1 分钟，力度宜重，以局部有酸痛感为度。

## 刮痧疗法

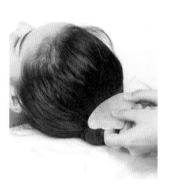

**➡面刮百会**

以刮痧板厚棱角面侧为着力点，力度适中地刮拭 20 次，以局部皮肤发热为度。

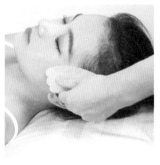

**➡面刮太阳**

用刮痧板厚边棱角面侧刮拭太阳 1 分钟，力度适中，刮至皮肤潮红即可。

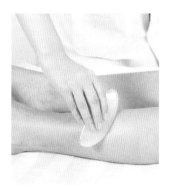

**➡面刮丰隆**

用面刮法从上往下刮拭丰隆 30 次，力度适中，以潮红、出痧为度。

# 祛瘀畅经络，头痛自可破

◎**临床表现：**头痛经久不愈，其痛如刺，入夜尤甚，固定不移，或头部有外伤史，舌紫暗或有瘀斑、瘀点，苔薄白，脉沉细或细涩。

◎**治疗原则：**活血化瘀、通窍止痛。

## 理疗穴位

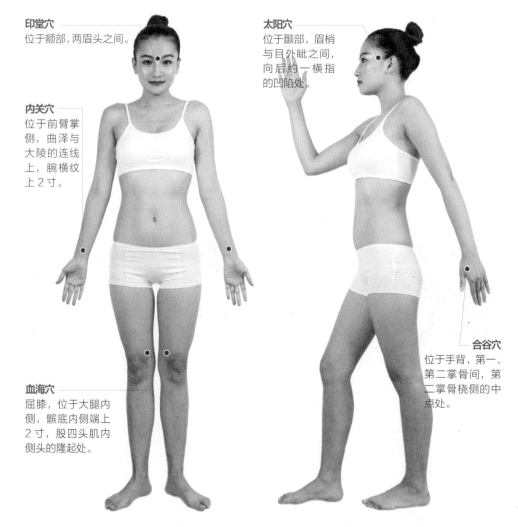

**印堂穴**
位于额部，两眉头之间。

**内关穴**
位于前臂掌侧，曲泽与大陵的连线上，腕横纹上2寸。

**血海穴**
屈膝，位于大腿内侧，髌底内侧端上2寸，股四头肌内侧头的隆起处。

**太阳穴**
位于颞部，眉梢与目外眦之间，向后约一横指的凹陷处。

**合谷穴**
位于手背，第一、第二掌骨间，第二掌骨桡侧的中点处。

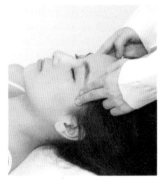

**➡揉按太阳**

将食指、中指并拢，用指腹先顺时针再逆时针揉按太阳1分钟，以患者感觉局部发热为度。

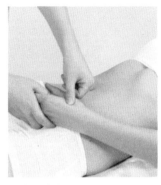

**➡按压合谷**

手掌轻握拳，用拇指指腹垂直按压合谷2分钟，以有胀痛感为度。

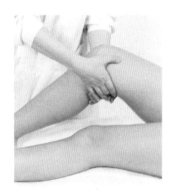

**➡揉按血海**

将拇指按于血海上，按顺时针的方向旋转揉按1分钟，力度适中，以局部皮肤发红为度。

## 刮痧疗法

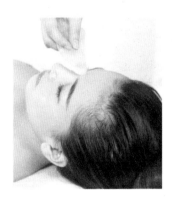

**➡角刮印堂**

用刮痧板厚边棱角刮拭1分钟，力度适中，可不出痧。

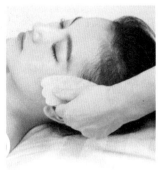

**➡面刮太阳**

用面刮法从前往后刮拭太阳30次，力度适中，以局部皮肤潮红为度。

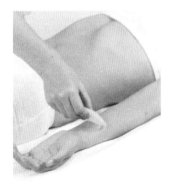

**➡面刮内关**

用面刮法自上而下地刮拭内关30次，力度微重，速度适中，以出痧为度。

# 头痛的简易应急调理法

头痛的成因是多方面的，包括情志、饮食、起居及不良习惯和不正确用药，往往发病在不知不觉中，发作起来常常是痛苦难耐，所以了解一些缓解头痛的小方法很有必要。

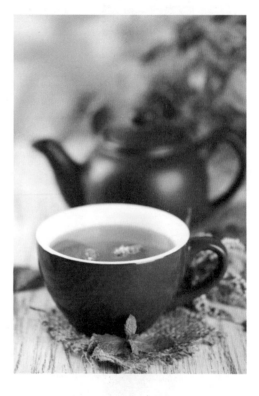

1 **药粉塞鼻缓解头痛** 川芎、白芷、炙远志各 15 克焙干，加冰片 7 克，共研成细粉后装瓶备用。在治疗偏头痛时，可用绸布包少许药粉塞右鼻，一般塞鼻后很快便可止痛。

2 **饮浓薄荷茶缓解头痛** 干薄荷叶 15 克，用刚烧开的水冲泡 5 分钟后服用，早晚各服 1 次，对治疗头痛有一定的作用。

3 **呼气缓解头痛** 头痛通常是由于大脑供氧过量引起的。当头痛刚发作时，拿一个圆锥形的小纸袋或小塑料袋（最好不透孔），将袋子开口的一头捂住鼻子和嘴，用力向袋内呼气，以减少大脑中的氧气，反复数次后，头痛就会缓解，最后头痛消失。

4 **温水浸泡双手缓解酒后头痛** 喝白酒或葡萄酒过量引起头痛时，可取一个脸盆，倒入温水，水温适中，不宜过烫，然后将双手和腕关节完全浸泡在水中即可使头痛很快消失或减轻。

5 **梳摩可治头痛** 用双手 10 个指头放在头部最痛的地方，像梳头那样进行轻度的快速梳摩，每次梳摩约 100 个来回，通过梳摩，疼痛即可缓解。

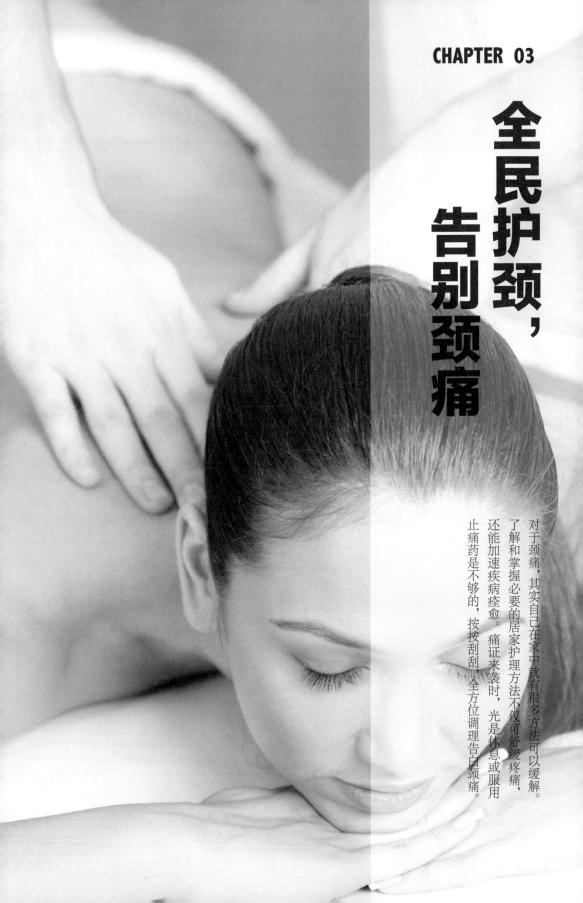

# CHAPTER 03

# 全民护颈，告别颈痛

对于颈痛，其实自己在家中就有很多方法可以缓解。了解和掌握必要的居家护理方法不仅可舒缓疼痛，还能加速疾病痊愈。痛证来袭时，光是休息或服用止痛药是不够的，按按刮刮，全方位调理告别颈痛。

# 颈痛常识小科普

颈椎病发病率在众多关节病中高居第二位，仅次于腰椎病。颈椎需要支持头部及颈部，同时亦需要较大的活动幅度，劳损自然较多，从而容易发生疼痛。很多时候，颈痛并不是由单一原因造成，所以要认清所有风险因素，加以防范。

## ◆ 危害颈部的不良生活习惯

1. **姿势不良** 喜欢躺在床上或沙发上看书或看电视的人，颈椎长时间处于屈曲状态，颈部背侧肌肉和韧带长时间处于负荷状态，时间长了，就会造成慢性劳损；趴在桌子上午休的人同样容易颈痛。

2. **枕头错误** 睡眠时枕头位置不正确、高度不合理、形状不合适或者不用枕头等都会导致颈椎病的发生。

3. **长期吸烟** 长期吸烟的人患颈椎病的概率比正常人要高很多。

4. **不注意保暖** 露肩吹空调、三伏天大量出汗后洗冷水澡等，都会影响颈部健康。

## ◆ 引起颈部疾病的职业原因

职业会影响人们的情绪状态和身体姿势，而这些因素又会影响颈椎的形态，颈椎的变形和变性是颈椎病发生的直接原因。因职业原因而患上颈椎病的人，多见于30岁之前。

1. **教师** 因颈椎长期后仰引起颈椎病。

2. **粉刷工** 长时间抬头粉刷天花板，所以非常容易患颈椎病。

3. **小提琴手** 经常用颈部夹着琴托，头部长期侧屈，颈部肌肉紧张而引起颈椎病。

4. **装卸工** 搬运物品的装卸工，因常用肩膀扛货物，致使颈部肌肉、韧带过度牵拉而引起颈椎病。

5. **办公室人员** 因为长期伏案工作或长期操作电脑，颈部屈曲时间长，造成屈肌长期收缩劳损，韧带、关节囊牵拉增厚，从而患上颈椎病。

# 护颈需要知道的特效穴

## TOP 01 天柱 ——维护颈部健康

天柱穴属经外奇穴，处于支撑头颅的颈椎骨的上端，是治疗颈部、脊椎、头部以及神经类疾病的首选穴之一。颈部肌肉僵硬、酸痛与一般因运动而产生的肌肉疼痛不同，如果置之不理，则有慢性化的可能，经常刺激本穴能够有效维护颈部健康。

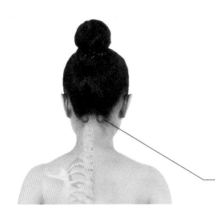

**标准定位：** 位于项部，大筋（斜方肌）外缘之后发际凹陷中，约当后发际正中旁开 1.3 寸。

### 天柱穴：祛风解表、舒筋活络

| 保健方法 | 功效 |
| --- | --- |
| 按摩 | ⊙ 经常按摩这个穴位，可有效缓解颈痛、头痛、眩晕、视物不明、迎风流泪、颈项强痛、肩背痛等病症 |
| 刮痧 | ⊙ 经常刮拭这个穴位，可有效缓解颈痛、目赤肿痛、鼻塞、咽肿、癫狂、惊痫等病症 |

| 临床配伍方 | 天柱+ | ① 列缺、后溪，可舒筋通络，治头痛、项强。<br>② 合谷、太阳，可清热明目，治目赤肿痛。<br>③ 肩髃、肩井，可活络止痛，治颈肩综合征。 |
| --- | --- | --- |

# 风府 ——舒缓僵硬颈部

风府穴属奇经八脉之督脉。"六淫"之中，以风为百病之长。在人体当中有很多地方很容易遭受风的袭击，这些地方基本都是风邪的藏身之所，尤以风府为最；但治疗和风有关的疾病，也是首选此穴。刺激风府穴，可以改善风寒引起的颈痛，刺激完之后会觉得颈部特别轻松，不再僵硬。

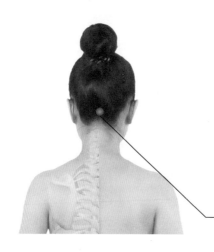

**标准定位：** 位于项部，后发际正中直上 1 寸，枕外隆凸直下，两侧斜方肌之间凹陷中。

## 风府穴：散风熄风、通关开窍

| 保健方法 | 功效 |
|---|---|
| 按摩 | ▷ 经常按摩这个穴位，可有效缓解颈痛、头痛、目眩、鼻出血、癫痫、神经性头痛等病症 |
| 刮痧 | ▷ 经常刮拭这个穴位，可有效缓解颈痛、头痛、咽喉肿痛、精神分裂症、流行性感冒等病症 |

| 临床配伍方 | 风府＋ | ① 风市，可疏风通络，治寒伤肌肤经络。<br>② 肺俞、太冲、丰隆，可理气解郁，治狂躁奔走、烦乱欲死。<br>③ 后溪，可散风止痛，治后头痛。<br>④ 风门、列缺，可疏风散寒，治风寒感冒。 |
|---|---|---|

# 大杼 ——疏通颈部气血

大杼穴是足太阳膀胱经常用的腧穴之一，为足太阳、手太阳之会，八会穴之骨会。不当的姿势、过度的紧张，以及久坐和疏于保暖，很容易导致颈痛。适当刺激大杼穴，使颈部经脉气血流通，达到防治颈部疾病的目的。

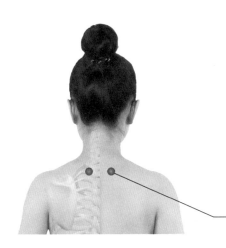

**标准定位：** 位于背部，第一胸椎棘突下，旁开 1.5 寸。

## 大杼穴：强筋骨、清邪热

| 保健方法 | 功效 |
| --- | --- |
| 按摩 | ⊙ 经常按摩这个穴位，可有效缓解颈痛、伤风头痛、咳嗽、喘息、肩背痛、眩晕、疟疾等病症 |
| 刮痧 | ⊙ 经常刮拭这个穴位，可有效缓解颈痛、伤风头痛、热病、胸胁气满、癫痫等病症 |

| 临床配伍方 | 大杼 + | ① 夹脊、绝骨，可强筋骨、通经络、调气血，治颈椎病。<br>② 列缺、尺泽，可理肺、止咳、平喘，治咳嗽、气喘。<br>③ 风门、肩井，可舒筋活络，治颈肩疼痛。<br>④ 心俞、太渊，可养心理气，治心痛彻背。 |
| --- | --- | --- |

# 列缺 ——善治头项病症

列缺穴为肺经之络穴。肺经不上头面，但列缺能治疗头项、颜面疾患，是因为此穴直接联络手阳明大肠经，可通调两经经气，治疗两经病变。经常刺激列缺穴有宣肺解表、通经活络的作用，临床上主要用于配合治疗头项及颜面疾患、外感咳嗽、手臂疼痛等病症。

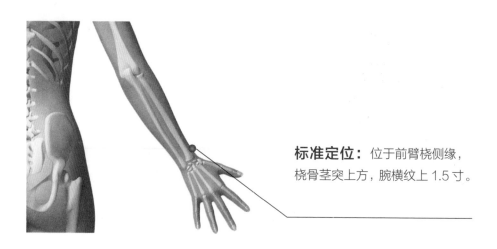

**标准定位：** 位于前臂桡侧缘，桡骨茎突上方，腕横纹上 1.5 寸。

## 列缺穴：止咳平喘、通经活络、利水通淋

| 保健方法 | 功效 |
| --- | --- |
| 按摩 | ▷ 经常按摩这个穴位，可有效缓解颈痛、头痛、咳嗽、气喘、口眼歪斜、手腕无力等病症 |
| 刮痧 | ▷ 经常刮拭这个穴位，可有效缓解颈痛、头痛、咳嗽、支气管炎、咽喉肿痛等病症 |

| 临床配伍方 | 列缺 + | ① 风池、风门、合谷，可疏风解表、止咳，治感冒咳嗽。<br>② 照海，可降气、平喘、利咽，治咽喉疼痛。<br>③ 阳溪，可舒筋活络，治腕关节痛。<br>④ 后溪，可通络止痛，治头项痛。 |
| --- | --- | --- |

# 后溪 ——缓解姿势不良颈痛

后溪穴为小肠经之输穴，又是八脉交会穴（通于督脉），能通经络、正脊柱，经常刺激后溪穴，能有效地防治颈部病症。对于长期在电脑前工作或学习的朋友，每过一小时把双手后溪穴放在桌沿上来回滚动 3 ~ 5 分钟，可以缓解长期伏案工作或学习对人体带来的不良影响。

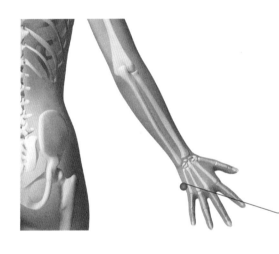

**标准定位：** 位于手掌尺侧，微握拳，小指本节（第五掌指关节）后的远侧掌横纹头赤白肉际。

## 后溪穴：散风清热、疏调经络

| 保健方法 | 功效 |
| --- | --- |
| 按摩 | ⊙ 经常按摩这个穴位，可有效缓解头项强痛、角弓反张、头晕目眩、耳鸣、耳聋、神经衰弱、落枕等病症 |
| 刮痧 | ⊙ 经常刮拭这个穴位，可有效缓解头项强痛、头痛身热、目赤肿痛、心胸烦闷、癫狂等病症 |

| 临床配伍方 | 后溪 + | ① 天柱，可通经活络、舒筋止痛，治落枕。 |
| --- | --- | --- |
| | | ② 翳风、听宫，可聪耳开窍，治耳鸣、耳聋。 |
| | | ③ 劳宫、阳溪，可散热止痛，治手掌痛。 |
| | | ④ 肝俞、肾俞，可滋阴清热，治盗汗。 |

# 快速祛风寒，颈痛不再犯

◎**临床表现：**夜寐露肩或久卧湿地而致颈强脊痛、肩臂酸楚、颈部活动受限，甚则手臂麻木发冷，遇寒加重，或伴形寒怕冷、全身酸楚，舌苔薄白或白腻。

◎**治疗原则：**祛风散寒、通络止痛。

## 理疗穴位

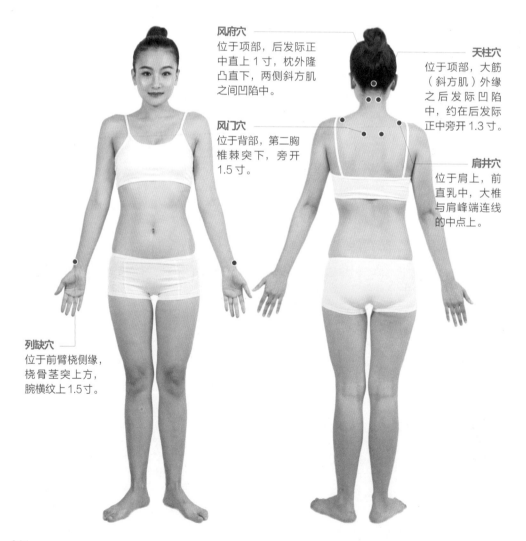

**风府穴**
位于项部，后发际正中直上1寸，枕外隆凸直下，两侧斜方肌之间凹陷中。

**风门穴**
位于背部，第二胸椎棘突下，旁开1.5寸。

**天柱穴**
位于项部，大筋（斜方肌）外缘之后发际凹陷中，约在后发际正中旁开1.3寸。

**肩井穴**
位于肩上，前直乳中，大椎与肩峰端连线的中点上。

**列缺穴**
位于前臂桡侧缘，桡骨茎突上方，腕横纹上1.5寸。

## 按摩疗法

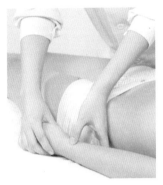

**➡揉按列缺**

一手握住患者的手掌，另一手用拇指指腹揉按列缺1分钟，以潮红、发热为佳。

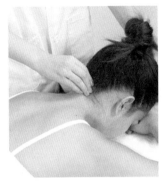

**➡捏揉天柱**

将拇指与其余四指相对，捏揉天柱1分钟，以局部有酸胀感为宜。

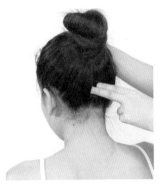

**➡揉按风府**

将食指与中指并拢，指腹放于风府上，揉按2分钟，以有酸胀感为度。

## 刮痧疗法

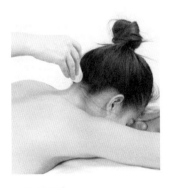

**➡角刮风府**

用角刮法刮拭风府30次，中间不宜停顿，一次刮完，力度适中，至皮肤发热为度。

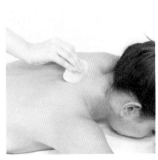

**➡面刮风门**

用面刮法刮拭风门30次，反复刮拭，力度适中，以出痧为度。

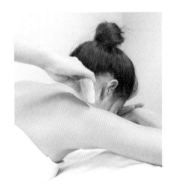

**➡面刮肩井**

用刮痧板的侧边从上往下刮拭肩井10～15次，一步到位，因肩部肌肉丰富，要用力重刮，以出痧为度。

# 劳伤不注意，颈痛难以去

◎**临床表现：**有外伤史或久坐低头职业者，颈项、肩臂疼痛，甚则放射至前臂；手指麻木，劳累后加重；颈部强直或肿胀、肩胛冈上下窝及肩峰有压痛、舌质紫暗有瘀点。

◎**治疗原则：**舒筋活络。

## 理疗穴位

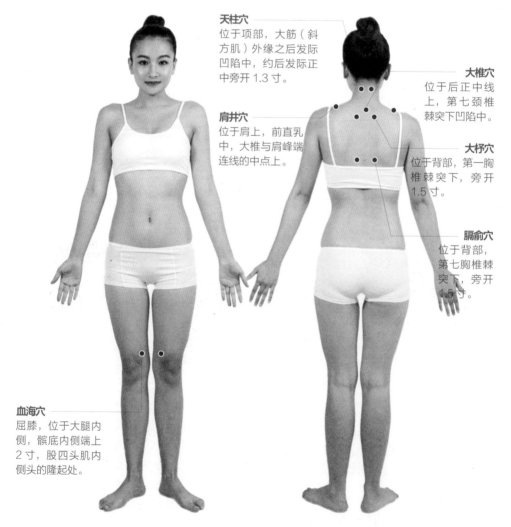

**天柱穴**
位于项部，大筋（斜方肌）外缘之后发际凹陷中，约后发际正中旁开 1.3 寸。

**肩井穴**
位于肩上，前直乳中，大椎与肩峰端连线的中点上。

**大椎穴**
位于后正中线上，第七颈椎棘突下凹陷中。

**大杼穴**
位于背部，第一胸椎棘突下，旁开 1.5 寸。

**膈俞穴**
位于背部，第七胸椎棘突下，旁开 1.5 寸。

**血海穴**
屈膝，位于大腿内侧，髌底内侧端上 2 寸，股四头肌内侧头的隆起处。

## 按摩疗法

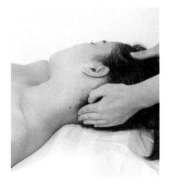

**➡揉按天柱**

将食指、中指并拢，用指腹揉按天柱50次，以潮红、发热为主。

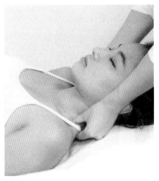

**➡拿捏肩井**

将拇指、食指相对呈钳形，拿捏肩井，力度适中，左右各30次。

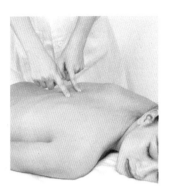

**➡揉按膈俞**

将食指置于膈俞上，用指腹以顺时针方向揉按50次，以局部有酸胀感为度。

## 刮痧疗法

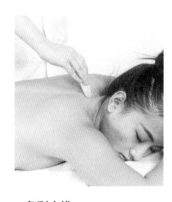

**➡角刮大椎**

用角刮法由上到下刮拭大椎30次，力道稍重，以出现红色或紫色痧点为度。

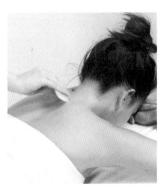

**➡面刮大杼**

用面刮法刮拭大杼30次，力度微重，速度适中，以出痧为度。

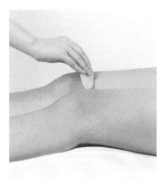

**➡面刮血海**

用面刮法刮拭血海30次，用力可轻不可重，刮至不再出现新痧为止。

# 肝肾不虚，颈痛不惧

◎临床表现：颈项、肩臂疼痛，四肢麻木乏力，伴头晕眼花、耳鸣、腰膝酸软、遗精、月经不调、舌红、少苔。

◎治疗原则：补肝益肾、舒筋通络。

## 理疗穴位

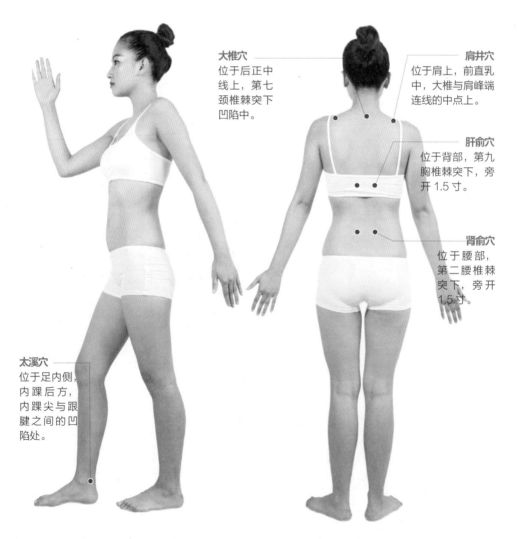

**大椎穴**
位于后正中线上，第七颈椎棘突下凹陷中。

**肩井穴**
位于肩上，前直乳中，大椎与肩峰端连线的中点上。

**肝俞穴**
位于背部，第九胸椎棘突下，旁开1.5寸。

**肾俞穴**
位于腰部，第二腰椎棘突下，旁开1.5寸。

**太溪穴**
位于足内侧，内踝后方，内踝尖与跟腱之间的凹陷处。

## 按摩疗法

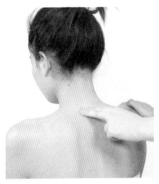

**➡揉按大椎**

将食指、中指并拢放于大椎上，用指腹用力揉按1分钟。

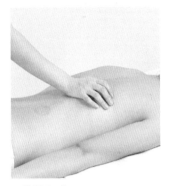

**➡推按肝俞**

用手掌以顺时针方向来回推按肝俞30次，力度稍重，以胀痛为宜。

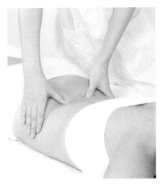

**➡揉按肾俞**

用拇指指腹揉按肾俞1分钟，力度适中，以局部有酸胀感为度。

## 刮痧疗法

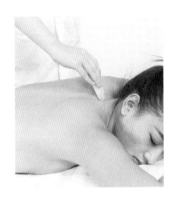

**➡角刮大椎**

用角刮法刮拭大椎30次，力度微重，速度较慢，可不出痧。

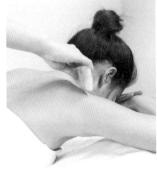

**➡面刮肩井**

用刮痧板的面部从上往下刮拭肩井10～15次，力度稍重，以出痧为度。

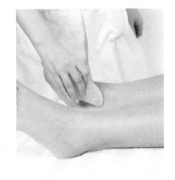

**➡角刮太溪**

用刮痧板的角部重刮太溪30次，由上至下，应一次到位，至皮肤发红，皮下紫色痧痕形成为止。

# 颈痛的防治策略

在生活中，一是要注意正确睡眠姿势，枕头高低要适中，枕于颈项部，并注意颈部保暖，避免受风受寒；二是长期伏案或低头工作者，要注意颈部运动保健，工作 1～2 小时后要活动颈部，或自我按摩局部，放松颈部肌肉。另外，正确的颈部运动，也可以减轻疼痛，促进康复，反之则加重疼痛。

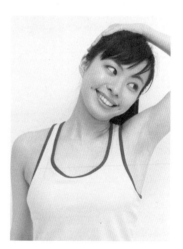

1　**前后屈伸**　向前低头至最大限度，并保持 3～5 秒，然后缓慢平稳地抬起头；再向后背伸，双目远望天空，到最大限度并保持 3～5 秒，然后回位。如此 3～5 遍。

2　**侧向偏头**　头颈部向左侧弯曲偏头到最大限度，并保持 3～5 秒，然后缓慢平稳地回位，再向右侧偏头，到最大限度并保持 3～5 秒，然后回位，如此 3～5 遍。

3　**左右平旋**　耸肩挺胸，双目平视，头部向左侧平稳旋转到最大限度，保持 3～5 秒，然后缓慢平稳地回位；再向右侧平旋到最大限度并保持 3～5 秒，然后回位，如此 3～5 遍。

4　**向前过伸**　均匀用力，使头部向前过度伸直，如笼中小鸡伸出脖子食笼外小米状，当伸到最大位置，保持 3～5 秒，然后平稳缓慢缩回，如此 3～5 遍。

5　**回头望月**　头部由前下逐渐回头旋转向左侧后上远望，到最大限度，保持 3～5 秒，缓慢回位。然后再向另一侧回头向上望到最大限度，保持 3～5 秒，慢慢回位，如此 3～5 遍。

6　**摇头晃脑**　将头颈肩部肌肉捏揉片刻，使其放松，再顺时针旋转摇头 3～5 遍，其速度和力量逐渐加大后减弱，然后逆时针旋转摇头 3～5 遍。

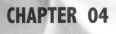

# CHAPTER 04

# 对易复发的肩痛说「不」

肩关节及其周围的肌肉筋骨疼痛称肩痛，肩痛往往导致上肢不同程度的功能活动障碍，勉强活动上肢会使疼痛加剧。肩痛早期要及时治疗，并且治疗期间应注意保暖，注意休息。

# **搞清楚**肩痛的秘密

身体的所有关节中，肩关节可能是最多才多艺的，因为它有很多肌腱和肌肉，让你的手臂可以做大范围的活动，同时肩关节也是最容易产生疲劳和疾病的关节。很多老年人因为"肩周炎"的缘故备受肩痛的折磨，时间一久，就容易形成一种思维定式，以为肩痛就一定是肩周炎的症状。其实不然，肩痛也可能是其他疾患所引起的。

## 肩痛的常见原因

1  肩周炎  肩关节是人体关节中活动范围最大的关节，随着年龄的增长会发生退行性改变，加之肩关节在生活中活动比较频繁，故而易发生慢性劳损，发生肩周炎。肩周炎急性期，以肩关节疼痛为主要表现，常有日轻夜重的特点，同时伴有不同程度的关节功能障碍。在粘连期或恢复期，常影响日常生活。

2  肩部骨折  肩部骨折包括锁骨骨折及骨折不连接、肩胛骨骨折及骨折不连接、肱骨近端骨折及骨折不连接等。

3  肩关节脱位  肩关节脱位包括急性肩关节脱位、陈旧性肩关节脱位、复发性肩关节脱位、习惯性肩关节脱位、肩关节半脱位、肩锁关节脱位、胸锁关节脱位等。

4  肩袖伤病  肩袖伤病包括肩袖撞击综合征、肩袖完全或部分撕裂。

5  肩关节僵硬  肩关节僵硬包括原发性肩关节僵硬即冻结肩，以及继发性关节僵硬、创伤后肩关节僵硬。

6  肩部肌肉痉挛  肩部肌肉痉挛造成肌肉痉挛的原因有局部受凉、长期低头伏案工作或长期从事电脑操作坐姿不正确等，因长期保持某一种姿势，使肌肉一直处于紧张状态，所以很容易引起肩膀痉挛。

7  肌腱炎  肌腱炎包括钙化性肌腱炎、肱二头肌长头肌腱炎、肩袖肌腱炎等，以上均能引起肩痛。

8  颈椎病  颈椎病可引起肩部疼痛，最常见的是颈神经根压迫的症状，疼痛一般不太剧烈，可伴有肢体发麻、无力等，关节功能受限不明显，检查有颈椎骨质增生存在。

# 肩痛，记住这些特效穴

**TOP 01** **肩井**——改善肩部血液循环

肩井穴是足少阳胆经的常用腧穴之一。长时间的工作，加之缺乏运动，肩膀不时会酸胀疼痛，甚至手臂都不能弯曲。刺激该穴能改善肩部血液循环，使僵硬的肩膀逐渐得到放松，疼痛之感一扫而光。

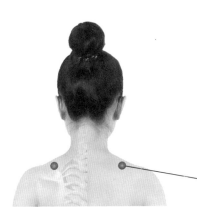

**标准定位：** 位于肩上，前直乳中，大椎与肩峰端连线的中点上。

## 肩井穴：祛风清热、通经活络

| 保健方法 | 功效 |
| --- | --- |
| 按摩 | ▸ 经常按摩这个穴位,可有效缓解肩背疼痛、手臂不举、颈项强、腰痛、咳嗽、眩晕等病症 |
| 刮痧 | ▸ 经常刮拭这个穴位,可有效缓解肩背疼痛、颈痛、脑卒中、臂痛、高血压等病症 |

| 临床配伍方 | 肩井＋ | ① 肩髃、天宗,可活血通络止痛,治肩背痛。 |
| --- | --- | --- |
| | | ② 乳根、少泽,可消炎通乳止痛,治乳汁不足、乳痈。 |
| | | ③ 合谷、三阴交,可活血理气催胎,治难产。 |

# TOP 02 肩髃——疏通肩关节经络

　　肩髃穴为大肠经的重要穴位之一，位于肩部三角肌上，与阳跷脉相交会，故疏经活络、通利关节的作用甚强，为治疗肩部疼痛及上肢痛、麻、凉、瘫诸疾要穴。平时多用手掌大鱼际处搓搓肩髃或者用中指指腹点揉肩髃，可预防肩关节炎。

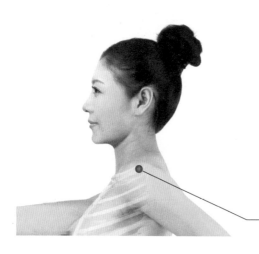

**标准定位:** 位于肩部三角肌上，臂外展或向前平伸时，肩峰前下方凹陷处。

## 肩髃穴：活血散风、通利关节

| 保健方法 | 功效 |
| --- | --- |
| 按摩 | ▶ 经常按摩这个穴位，可有效缓解肩痛、急性脑血管病后遗症、肩周炎、手臂痛等病症 |
| 刮痧 | ▶ 经常刮拭这个穴位，可有效缓解肩痛、高血压、臂痛、荨麻疹等病症 |

| 临床配伍方 | 肩髃＋ | ① 肩髎、肩贞，可活络止痛，治肩关节炎。<br>② 阳溪，可疏风清热、调和营卫，治风疹。<br>③ 曲池、外关、合谷，可活血通络，治上肢不遂。<br>④ 曲池、合谷，可通络散结，治瘰疬。 |
| --- | --- | --- |

# 肩髎——缓解肩部重压痛

肩髎穴是手少阳三焦经的常用腧穴之一，位于肩部，肩髃后方。肩膀有重压感而使手臂抬不起或肘痛等症状时，刺激肩髎，可得到治疗效果。治疗时，除了指压本穴位外，同时刺激臑臑，可产生更好的治疗效果。

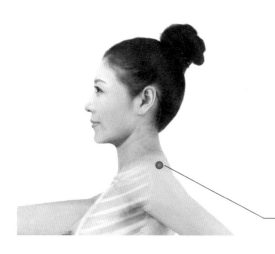

**标准定位：**位于肩部，肩髃后方，臂外展时，于肩峰后下方呈现凹陷处。

## 肩髎穴：祛风湿、通经络

| 保健方法 | 功效 |
|---|---|
| 按摩 | ⊙ 经常按摩这个穴位，可有效缓解肩痛、肩胛肌痉挛或麻痹、肩重不举、肩周炎、中风偏瘫、臂痛等病症 |
| 刮痧 | ⊙ 经常刮拭这个穴位，可有效缓解肩痛、荨麻疹、肩关节周围炎、脑血管后遗症、胸膜炎、肋间神经痛等病症 |

**临床配伍方**

**肩髎 +**
① 肩井、天宗，可通经活络，治肩重不能举。
② 风池、曲池，可疏风泄热、调和营卫，治风疹。
③ 外关、章门，可通络止痛，治肋间神经痛。
④ 阳谷、天宗，可舒筋活络，治臂痛。

# 肩外俞 ——维持肩部血液通畅

肩外俞穴是手太阳小肠经的常用腧穴之一，在肩胛骨内侧角边缘。刺激该穴道，可以使体内血液流畅，尤其是可以疏通肩部经络、祛风除湿，对缓解并治疗肩膀僵硬、肩颈疼痛等非常有效；另外，本穴内部为胸腔，所以还能缓解胸部疼痛。

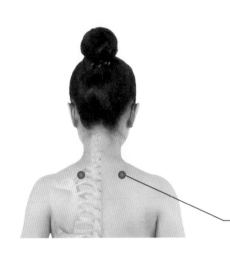

**标准定位：** 位于背部，第一胸椎棘突下，旁开 3 寸。

## 肩外俞穴：舒筋活络、祛风止痛

| 保健方法 | 功效 |
|---|---|
| 按摩 | ▸ 经常按摩这个穴位，可有效缓解肩背酸痛、肩胛神经痛、颈项强急、落枕、肘臂冷痛等病症 |
| 刮痧 | ▸ 经常刮拭这个穴位，可有效缓解肩痛、颈椎病、肩胛区神经痛、痉挛、麻痹等病症 |

| 临床配伍方 | 肩外俞 + | ① 大椎、后溪，可舒筋活络、解痉止痛，治颈项强直、肩背酸痛。<br>② 秉风、养老，可活血通络、解痉止痛，治落枕。<br>③ 昆仑，可增液舒筋、通络止痛，治肩背痛。<br>④ 肩髃、臂臑，可活络止痛，治手臂疼痛。 |
|---|---|---|

# 天宗 ——使肩部活动自如

天宗穴是手太阳小肠经常用的腧穴之一，位于肩胛区。刺激此穴会产生强烈的酸胀感，可以放松肩部、背部的肌肉，使疼痛感明显减轻，或使肩背部活动自如。

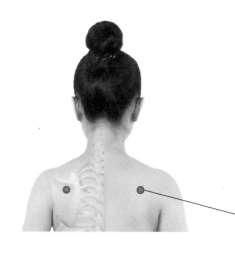

**标准定位：**位于肩胛部，冈下窝中央凹陷处，与第四胸椎相平。

## 天宗穴：舒筋活络、理气消肿

| 保健方法 | 功效 |
|---|---|
| 按摩 | ⊙ 经常按摩这个穴位，可有效缓解肩痛、肩背软组织损伤、咳嗽、气喘、肋间神经痛、乳腺炎、落枕等病症 |
| 刮痧 | ⊙ 经常刮拭这个穴位，可有效缓解肩胛疼痛、肩周炎、肘外廉后侧痛、胸胁胀痛、乳腺炎等病症 |

| 临床配伍方 | 天宗+ | ① 臑会，可舒筋通络止痛，治肩臂肘痛。<br>② 膻中，可理气散结消肿，治乳腺增生。<br>③ 肺俞，可理气平喘，治咳喘。<br>④ 肩髎、肩髃、阳陵泉，可消肿止痛，治肩周炎。 |
|---|---|---|

# 赶走风、寒、湿，肩部舒适不疼痛

◎**临床表现：** 肩部窜痛，遇风寒痛增，得温痛缓；畏风恶寒，或肩部有沉重感；舌质淡、苔薄白或腻、脉弦滑或弦紧。

◎**治疗原则：** 祛风散寒、除湿止痛。

## 理疗穴位

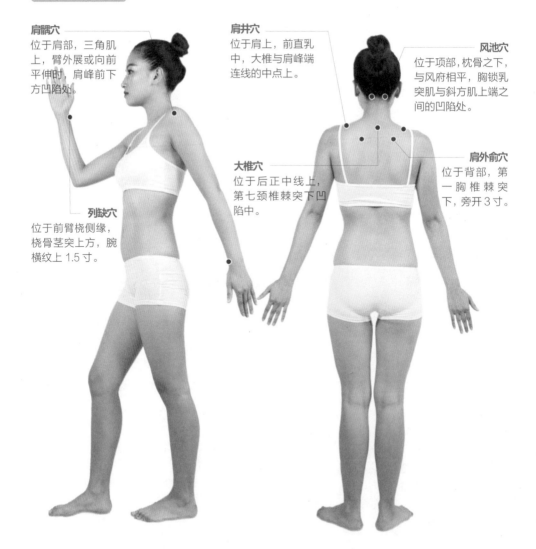

**肩髃穴**
位于肩部，三角肌上，臂外展或向前平伸时，肩峰前下方凹陷处。

**肩井穴**
位于肩上，前直乳中，大椎与肩峰端连线的中点上。

**风池穴**
位于项部，枕骨之下，与风府相平，胸锁乳突肌与斜方肌上端之间的凹陷处。

**列缺穴**
位于前臂桡侧缘，桡骨茎突上方，腕横纹上 1.5 寸。

**大椎穴**
位于后正中线上，第七颈椎棘突下凹陷中。

**肩外俞穴**
位于背部，第一胸椎棘突下，旁开 3 寸。

## 按摩疗法

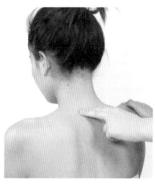

**➡揉按大椎**

将食指、中指并拢放于大椎上，用指腹揉按 1 分钟，以局部有酸胀感为度。

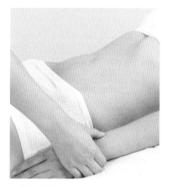

**➡揉按列缺**

伸出拇指放于列缺，其余四指半握附于手臂上，揉按 1 分钟，以局部有酸痛感为宜。

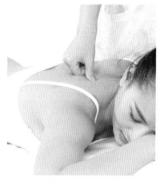

**➡点揉肩外俞**

用拇指指端点揉肩外俞 1 分钟，以局部有痛感为度。

## 刮痧疗法

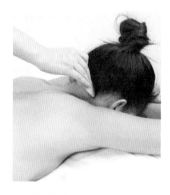

**➡角刮风池**

用角刮法由上到下刮拭风池 30 次，力道稍重，以出现红色或紫色痧点为度。

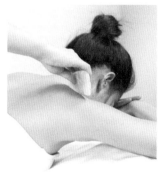

**➡面刮肩井**

用刮痧板厚边棱角面侧刮拭肩井 30 次，力度适中，刮至皮肤发红，皮下紫色痧痕形成为止。

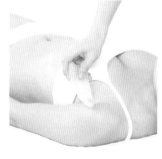

**➡角刮肩髃**

以刮痧板的厚棱角为着力点刮拭肩髃 30 次，力度微重，以出痧为度。

# 瘀血停肩的痛轻松缓解

◎**临床表现**：肩部针刺样疼痛，拒按，夜间疼痛有所加重；舌质紫暗或有瘀斑、脉弦或细涩。

◎**治疗原则**：活血化瘀、通络止痛。

## 理疗穴位

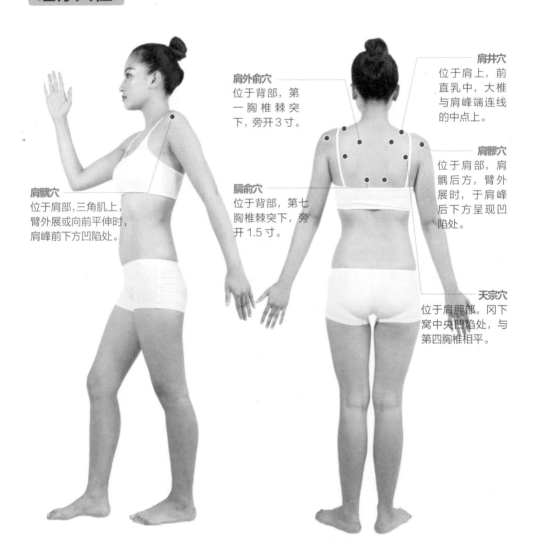

**肩外俞穴**
位于背部，第一胸椎棘突下，旁开3寸。

**肩髃穴**
位于肩部，三角肌上，臂外展或向前平伸时，肩峰前下方凹陷处。

**膈俞穴**
位于背部，第七胸椎棘突下，旁开1.5寸。

**肩井穴**
位于肩上，前直乳中，大椎与肩峰端连线的中点上。

**肩髎穴**
位于肩部，肩髃后方，臂外展时，于肩峰后下方呈现凹陷处。

**天宗穴**
位于肩胛部，冈下窝中央凹陷处，与第四胸椎相平。

## 按摩疗法

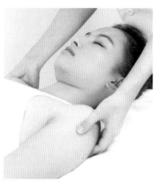

**➡揉按肩髃**

将拇指放于肩髃上，其余四指附于手臂上，揉按1分钟，以局部有酸胀感为宜。

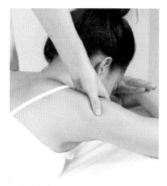

**➡揉按肩髎**

用拇指指腹揉按肩髎1分钟，以局部有痛感为度。

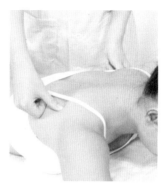

**➡揉按天宗**

将拇指放于天宗上，其余四指握拳，用拇指指腹揉按2分钟，以有酸胀感为度。

## 刮痧疗法

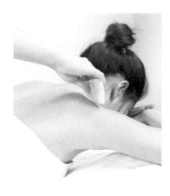

**➡面刮肩井**

用刮痧板厚边棱角面侧刮拭肩井1分钟，力度适中，刮至皮肤发红，皮下紫色痧痕形成为止。

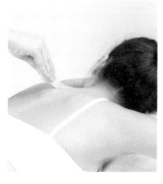

**➡角刮肩外俞**

用刮痧板角部刮拭肩外俞2分钟，力度轻柔，至潮红、发热为度，可不出痧。

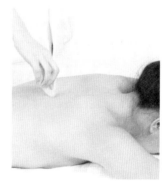

**➡角刮膈俞**

用角刮法刮拭膈俞1分钟，力度适中，手法连贯，以出痧为度。

# 气血充足，肩膀活动自如

◎**临床表现：** 肩部酸痛、劳累后加重，伴头晕目眩、四肢乏力、少气懒言、心悸失眠等症；舌质淡、少苔或苔白，脉弦细或沉细。

◎**治疗原则：** 补益气血、活络止痛。

## 理疗穴位

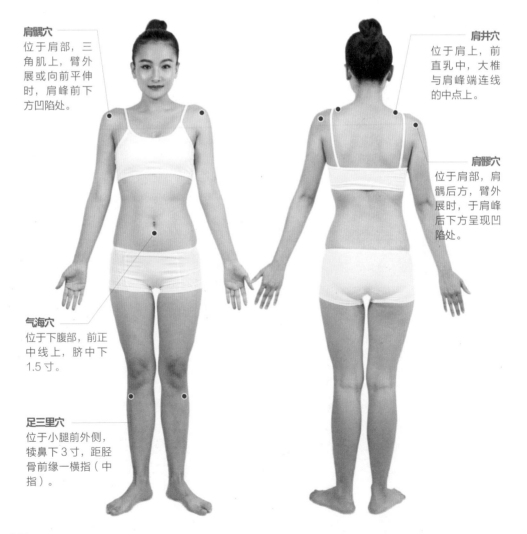

**肩髃穴**
位于肩部，三角肌上，臂外展或向前平伸时，肩峰前下方凹陷处。

**肩井穴**
位于肩上，前直乳中，大椎与肩峰端连线的中点上。

**肩髎穴**
位于肩部，肩髃后方，臂外展时，于肩峰后下方呈现凹陷处。

**气海穴**
位于下腹部，前正中线上，脐中下1.5寸。

**足三里穴**
位于小腿前外侧，犊鼻下3寸，距胫骨前缘一横指（中指）。

## 按摩疗法

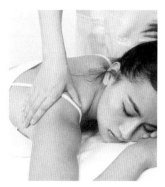

**➡揉按肩井**

用拇指指腹揉按肩井2分钟，力度适中，以有酸胀感为度。

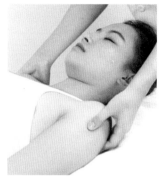

**➡揉按肩髃**

用拇指指腹揉按肩髃1分钟，力度轻柔，以局部皮肤潮红为度。

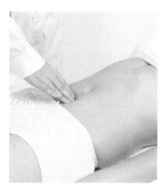

**➡揉按气海**

将食指、中指、无名指并拢，放于气海上，力度轻柔，以环形揉按1分钟。

## 刮痧疗法

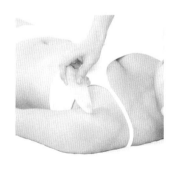

**➡角刮肩髃**

用角刮法刮拭肩髃30次，力度微重，以出痧为度。

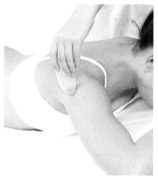

**➡点按肩髎**

用点按法点按肩髎30次，力度适中，以患者能承受为度。

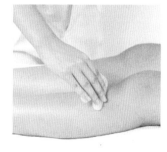

**➡面刮足三里**

用刮痧板的面部刮拭足三里30次，以潮红、出痧为度。

# 恼人肩痛防治法

除了理疗方法，肩痛患者还应掌握正确的肩部锻炼方法，平日抽空运动可以减轻疼痛，促进康复。

1 **划圈法** 患者自然站位。划圈分竖圈和横
圈两种：竖圈为前、上、后、下或下、后、
上、前方向竖着划圈；横圈为在肩水平方
向做平面划圈，顺时针或逆时针皆可。竖
圈和横圈每次 30 ～ 50 次。开始划圈时动
作一定要缓慢、深长，切不可用暴力抢臂，
以免造成肩部肌肉的断裂。

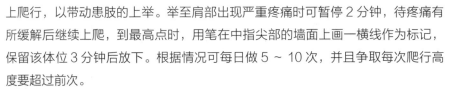

2 **爬墙法** 患者面朝墙站立，拒墙 30 厘米
左右，患肢向前上伸，用手掌扶住墙，然
后通过各手指的活动，使手掌贴着墙面向
上爬行，以带动患肢的上举。举至肩部出现严重疼痛时可暂停 2 分钟，待疼痛有
所缓解后继续上爬，到最高点时，用笔在中指尖部的墙面上画一横线作为标记，
保留该体位 3 分钟后放下。根据情况可每日做 5 ～ 10 次，并且争取每次爬行高
度要超过前次。

3 **梳头法** 双手交替在前额、头顶、枕后、耳后类似梳头样绕头一圈，每天可进行
数十次。

4 **蹲压法** 患者站立，将患肢外展，双手握住一个与自己肩关节高度相当的物体，
然后身体做下蹲动作，角度越大越好，到肩部疼痛难忍时，在此姿势处暂停 1 分钟。
每天坚持做 2 ～ 3 次。

5 **旋肩法** 患者自然站立，患肢自然下垂，肘部伸直，患臂由前向后划圆圈，幅度
由小到大，每次 30 ～ 50 圈。

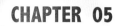

# CHAPTER 05

# 胸痛可大可小，解痛看这里

随着现代社会生活方式及饮食结构的改变，胸痛发病有逐渐增加的趋势，因而本病越来越引起人们的重视。轻者偶发短暂轻微的胸闷或隐痛，或为发作性膻中或左胸含糊不清的不适感；重者疼痛剧烈，或呈压榨样绞痛。

# 胸痛不可忽视，小心疾病在萌芽

　　胸痛是由于正气亏虚，饮食、情志、寒邪等所引起的以痰浊、瘀血、气滞、寒凝痹阻心脉，以膻中或左胸部发作性憋闷、疼痛为主要临床表现的一种病症，多由劳累、饱餐、寒冷及情绪激动而诱发，亦可无明显诱因或安静时发病。

## ◆ 辨证要点

1. **辨疼痛部位** 疼痛局限于胸膺部位，多为气滞或血瘀；放射至肩背、咽喉、脘腹，甚至臂、手指者，为痹阻较著；胸痛彻背、背痛彻心者，多为寒凝心脉或阳气暴脱。

2. **辨疼痛性质** 疼痛属寒者，疼痛如绞，遇寒则发，或得冷加剧；属热者，胸闷、灼痛，得热痛甚；属虚者，痛势较缓，其痛绵绵或隐隐作痛，喜揉喜按；属实者，痛势较剧，其痛如刺、如绞；属气滞者，闷重而痛轻；属血瘀者，痛如针刺，痛有定处。

3. **辨疼痛程度** 疼痛持续时间短暂，瞬间即逝者多轻，持续不止者多重，若持续数小时甚至数日不休者常为重病或危候。一般疼痛发作次数与病情轻重程度呈正比，即偶发者轻，频发者重。但亦有发作次数不多而病情较重的情况，必须结合临床表现，具体分析判断。若疼痛遇劳发作，休息或服药后能缓解者为顺证；若服药后难以缓解者常为危候。

## ◆ 治疗原则

　　胸痛的治疗应补其不足，泻其有余。本虚宜补，权衡心的气血阴阳有无不足，有无兼见肝、脾、肾脏之亏虚，调阴阳补气血，调整脏腑之偏衰；标实当泻，针对气滞、血瘀、寒凝、痰浊而理气、活血、温通、化痰，尤重活血通络、理气化痰。补虚与祛邪的目的都在于使心脉气血流通，通则不痛，故活血通络法在不同的证型中可视病情，随证配合。由于本病多为虚实夹杂，故要做到补虚勿忘邪实，祛实勿忘本虚，权衡标本虚实之多少，确定合适的补泻治疗方法。

# 胸痛特效穴，不再束手无策

 **TOP 01** 膻中 ——解胸痛的要穴

　　膻中穴属奇经八脉之任脉，是心包经经气及一身宗气聚集之处，为治疗胸闷气急、胸痛的要穴。现代医学研究证实，刺激该穴可通过调节神经功能，松弛平滑肌，扩张冠状血管及消化道内腔径，达到解痉止痛的作用。

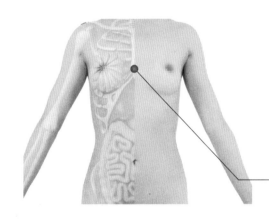

**标准定位：**位于胸部，前正中线上，平第四肋间，两乳头连线的中点。

## 膻中穴：理气止痛、生津增液

| 保健方法 | 功效 |
|---|---|
| 按摩 | ⊙ 经常按摩这个穴位，可有效缓解胸痛、心痛、心烦、心律不齐、咳嗽气喘、产后乳汁少等病症 |
| 刮痧 | ⊙ 经常刮拭这个穴位，可有效缓解胸痛、胸闷、气管炎、乳腺炎、胸膜炎、肋间神经痛等病症 |

| 临床配伍方 | 膻中 + | ① 华盖，可理气化痰、止咳平喘，治气短不得息、咳喘。 |
|---|---|---|
| | | ② 厥阴俞，可宽胸理气、宁心安神，治心痛、失眠。 |
| | | ③ 大陵、委中、少泽，可通经活络、清热止痛，治乳痈、胸痛。 |

# 心俞 ——护心缓胸痛

心俞穴是足太阳膀胱经的常用腧穴之一，与心脏联系密切，善于散发心室之热。心脏功能的强弱和血液循环的盛衰，直接影响全身的营养状况，而保养心脏则以养心安神、养血益气为主，心血不足或瘀阻会导致胸背疼痛。适当刺激心俞穴能有效调节心脏功能，补充心神气血，达到养护心脏、缓解疼痛的目的。

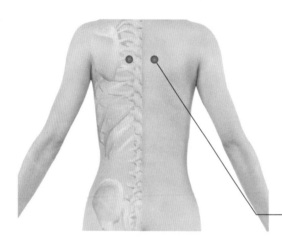

**标准定位：**位于背部，第五胸椎棘突下，旁开 1.5 寸。

## 心俞穴：宽胸理气、通络安神

| 保健方法 | 功效 |
|---|---|
| 按摩 | ⊙ 经常按摩这个穴位，可有效缓解胸痛、心痛、胸闷、惊悸、癫痫、卧不得安、咳嗽、咯血、便血、遗精等病症 |
| 刮痧 | ⊙ 经常刮拭这个穴位，可有效缓解胸痛、心痛、肩背痛、手足心热、风湿性心脏病、肋间神经痛等病症 |

| 临床配伍方 | 心俞 + | ① 神门、三阴交，可调心脾、宁心神，治健忘、失眠、惊悸、梦遗。<br>② 太渊、孔最，可清肺热、理肺气，治咳嗽、咯血。<br>③ 巨阙，可行气活血，治冠心病、心绞痛。<br>④ 百会、血海，可理血升阳，治崩漏。 |
|---|---|---|

# 极泉 ——平复心率解胸痛

极泉穴为手少阴心经的第一穴，穴在腋下。人在遇突发事件或劳累时会出现心跳加速、胸痛、胸闷等不适，弹拨腋下极泉穴能宽胸理气、畅通气血，使疼痛很快缓解并消失。

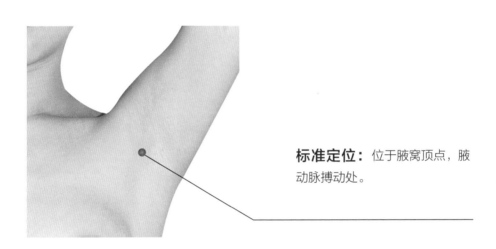

**标准定位：**位于腋窝顶点，腋动脉搏动处。

## 极泉穴：理气活血、疏通经络

| 保健方法 | 功效 |
| --- | --- |
| 按摩 | ◉ 经常按摩这个穴位，可有效缓解胸痛、胁肋痛、胸闷、干呕、心悸、肘臂厥冷、冠心病、颈淋巴结核、半身不遂等病症 |
| 刮痧 | ◉ 经常刮拭这个穴位，可有效缓解胸痛、胸闷、咽干、烦渴、心包炎、胸膜炎、肩痛不举、肋间神经痛等病症 |

**临床配伍方**

极泉＋

① 太渊、天突，可滋阴清肺利咽，治咽干、咽喉肿痛。
② 神门、内关、心俞，可宁心安神，治心痛、心悸、冠心病。
③ 侠白，可通经活络，治肘臂冷痛。
④ 肩髃、肩髎，可舒筋活络，治肩臂痛。

# 内关 ——活血止痛调气机

内关穴属手厥阴心包经，为心包经之络穴，联络三焦经，所以它能调节三焦气机、活血止痛；亦为八脉交会穴，与分布于胸腹的阴维脉交会。因此内关穴对胸部以及胃部的止痛效果比较明显。

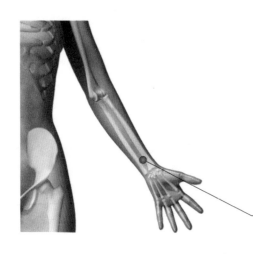

**标准定位：** 位于前臂掌侧，曲泽与大陵的连线上，腕横纹上2寸。

## 内关穴：宁心安神、和胃和逆、理气镇痛

| 保健方法 | 功效 |
|---|---|
| 按摩 | ⊙ 经常按摩这个穴位，可有效缓解胸痛、心痛、心悸、风湿性心脏病、心绞痛、心律失常、失眠、健忘、神经性呕吐、肘臂挛痛等病症 |
| 刮痧 | ⊙ 经常刮拭这个穴位，可有效缓解胸痛、心痛、心包膜炎、心肌炎、肋间神经痛、胃痛、胃肠炎等病症 |

| 临床配伍方 | 内关+ | ① 太渊，可益心安神、理气复脉，治无脉症。 |
|---|---|---|
| | | ② 足三里、中脘，可和胃降逆、理气止痛，治胃脘痛。 |
| | | ③ 神门，可镇静安神，治失眠。 |
| | | ④ 列缺、手三里，可通络止痛，治臂痛。 |

# 太渊 ——缓解心肺胸痛

太渊穴为肺经之腧穴，是肺经之原穴，为肺经之原气流注之处，故此穴擅长补肺虚，治疗肺部疾病引起的胸痛。穴居寸口，肺朝百脉，此穴又是八会穴之脉会，有调气血、通血脉、助心脉搏动之功，故可用于心脉瘀阻的胸痛、心痛、心悸、无脉症。

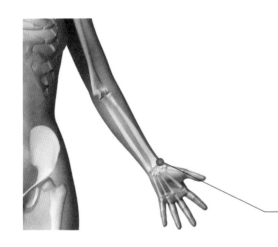

**标准定位：** 位于腕掌侧横纹桡侧，桡动脉搏动处。

## 太渊穴：宣肺止咳、宽胸理气

| 保健方法 | 功效 |
| --- | --- |
| 按摩 | ⊙ 经常按摩这个穴位，可有效缓解胸痛、胸闷、咳嗽、哮喘、百日咳、心痛、心悸、心绞痛、臂痛、无脉症等病症 |
| 刮痧 | ⊙ 经常刮拭这个穴位，可有效缓解胸痛、胸闷、支气管炎、肋间神经痛、掌中热等病症 |

| 临床配伍方 | 太渊+ | ① 列缺、孔最，可疏风解表、宣肺止咳，治咳嗽、气喘、胸背痛。<br>② 内关、冲阳、三阴交，可益心通阳、祛瘀通脉，治无脉症。<br>③ 内关、神门，可宁心安神，治胸痛、心悸。<br>④ 劳宫、后溪，可消肿止痛，治手掌肿痛。 |
| --- | --- | --- |

# 寒入心脉，祛寒去胸痛

◎**临床表现：**突然胸痛如绞，或胸痛彻背、背痛彻胸，或感寒痛甚；心悸气短、形寒肢冷、冷汗自出；苔薄白、脉沉紧或促。多因气候骤冷或感寒而发病或加重。

◎**治疗原则：**温经散寒、活血止痛。

## 理疗穴位

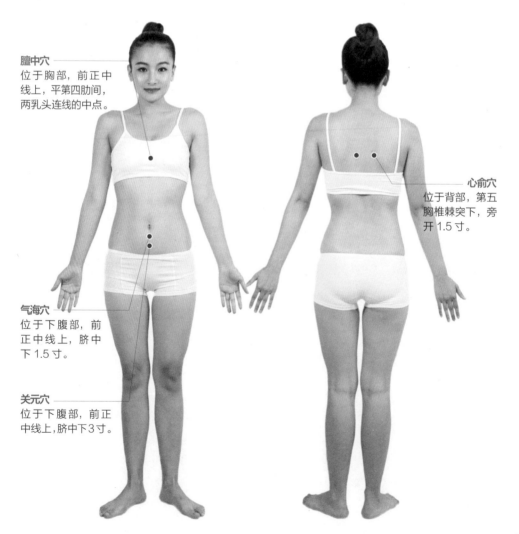

**膻中穴**
位于胸部，前正中线上，平第四肋间，两乳头连线的中点。

**心俞穴**
位于背部，第五胸椎棘突下，旁开1.5寸。

**气海穴**
位于下腹部，前正中线上，脐中下1.5寸。

**关元穴**
位于下腹部，前正中线上，脐中下3寸。

## 按摩疗法

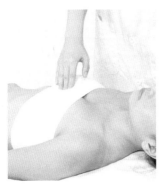

**➡揉按膻中**

将食指、中指、无名指并拢，用指腹揉按膻中 2 分钟，以局部皮肤潮红为度。

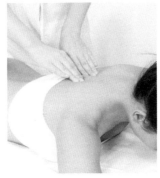

**➡点揉心俞**

将食指、中指、无名指并拢，用指腹点揉心俞 1 分钟，以局部有酸胀感为度。

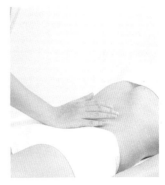

**➡揉按关元**

用手掌小鱼际揉按关元 1 分钟，以潮红、发热为度。

## 刮痧疗法

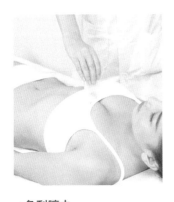

**➡角刮膻中**

用角刮法从上到下刮拭膻中 30 次，力度适中，以出痧为度。

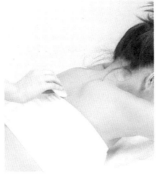

**➡面刮心俞**

用面刮法从上往下刮拭心俞 10 ~ 15 次，力道略重，至皮肤出现红色或紫色痧点为止。

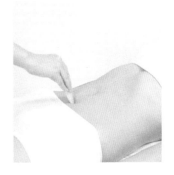

**➡角刮气海**

用角刮法刮拭气海 30 次，力道略重，以出现红色痧点为度。

# 气滞心胸痛隐发，调畅气机好方法

◎**临床表现：**心胸满闷不适，隐痛阵发，痛无定处，时欲叹息，遇情志不遂时容易诱发或加重，或兼有脘腹胀闷，得嗳气或矢气则舒；苔薄或薄腻、脉细弦。

◎**治疗原则：**和血舒脉、理气止痛。

## 理疗穴位

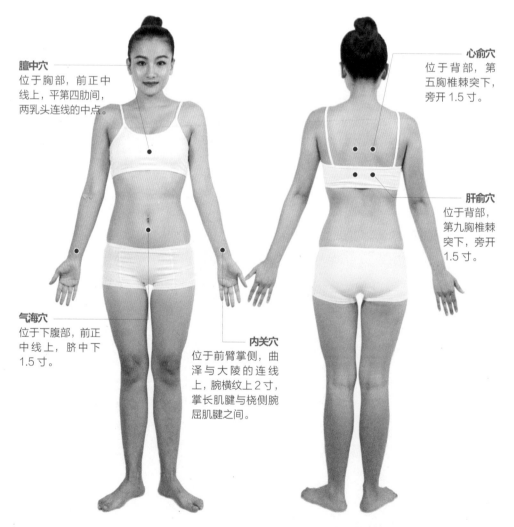

**膻中穴**
位于胸部，前正中线上，平第四肋间，两乳头连线的中点。

**气海穴**
位于下腹部，前正中线上，脐中下1.5寸。

**内关穴**
位于前臂掌侧，曲泽与大陵的连线上，腕横纹上2寸，掌长肌腱与桡侧腕屈肌腱之间。

**心俞穴**
位于背部，第五胸椎棘突下，旁开1.5寸。

**肝俞穴**
位于背部，第九胸椎棘突下，旁开1.5寸。

## 按摩疗法

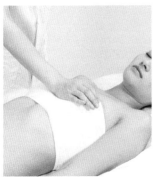

**➡揉按膻中**

将手掌放在膻中上，适当用力揉按 1 分钟，以局部皮肤潮红为度。

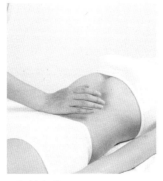

**➡揉按气海**

用手掌小鱼际揉按气海 2 分钟，力度轻柔，以患者有酸胀感为度。

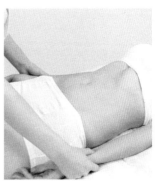

**➡揉按内关**

伸出拇指放于内关上，其余四指半握附于手臂，用拇指指腹揉按 1 分钟，以局部有酸痛感为宜。

## 刮痧疗法

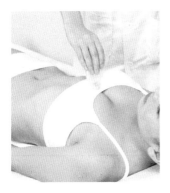

**➡角刮膻中**

用角刮法刮拭膻中 30 次，力度轻柔，可不出痧。

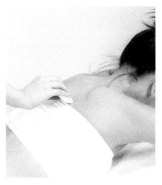

**➡面刮心俞**

用面刮法从上往下刮拭心俞 30 次，以出痧为度。

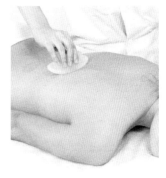

**➡面刮肝俞**

用面刮法由上至下刮拭肝俞 30 次，至皮肤发红，皮下紫色痧斑形成为止。

# 简易方法不让痰浊闭于胸

◎临床表现：胸闷重而心痛轻，形体肥胖，痰多气短，遇阴雨天而易发作或加重，伴有倦怠乏力、纳呆便溏、口黏、恶心、咳吐痰涎、苔白腻或白滑、脉滑。

◎治疗原则：通阳泄浊、豁痰止痛。

## 理疗穴位

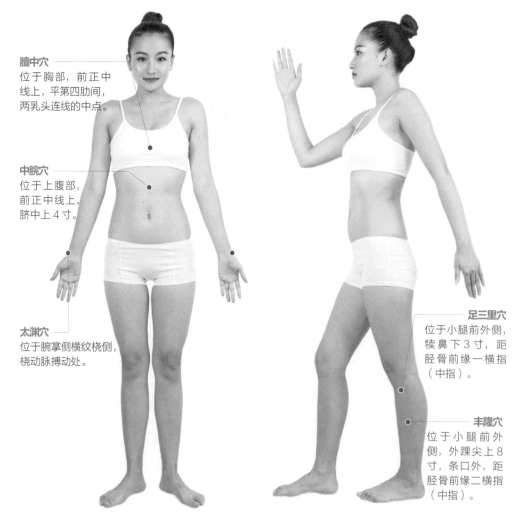

**膻中穴**
位于胸部，前正中线上，平第四肋间，两乳头连线的中点。

**中脘穴**
位于上腹部，前正中线上，脐中上4寸。

**太渊穴**
位于腕掌侧横纹桡侧，桡动脉搏动处。

**足三里穴**
位于小腿前外侧，犊鼻下3寸，距胫骨前缘一横指（中指）。

**丰隆穴**
位于小腿前外侧，外踝尖上8寸，条口外，距胫骨前缘二横指（中指）。

## 按摩疗法

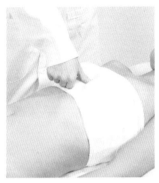

**➡揉按膻中**

将拇指指腹置于膻中上，做环形按摩，揉按 2 分钟，力道稍轻。

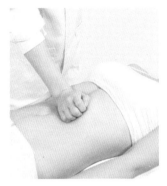

**➡推揉中脘**

将手掌置于中脘上，用掌根推揉 1 分钟，以局部有热感为度。

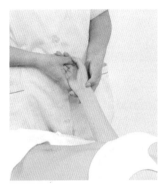

**➡掐按太渊**

用拇指指尖垂直轻轻掐按太渊 1 分钟，以局部有酸胀感为度。

## 刮痧疗法

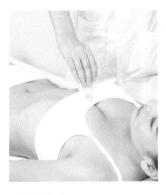

**➡角刮膻中**

用角刮法刮拭膻中 1 分钟，由上至下，力度微重，以出痧为度。

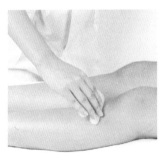

**➡面刮足三里**

用面刮法从上往下刮拭足三里 1 分钟，可不出痧。

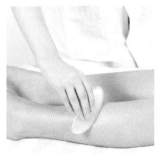

**➡面刮丰隆**

用面刮法从上往下刮拭丰隆 2 分钟，力度适中，以潮红、出痧为度。

# 化胸瘀，疗胸痛

◎**临床表现：**心胸疼痛剧烈，如刺如绞，痛有定处，甚则心痛彻背，背痛彻心，或痛引肩背，可因暴怒而加重；舌质暗红或紫暗，有瘀斑；苔薄；脉涩或结、代、促。

◎**治疗原则：**活血化瘀、通脉止痛。

## 理疗穴位

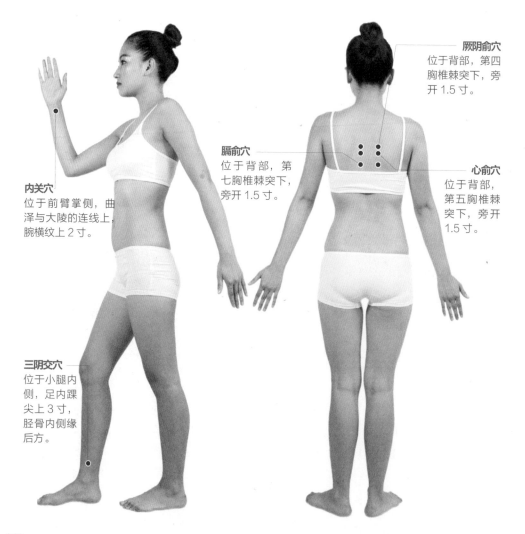

**内关穴**
位于前臂掌侧，曲泽与大陵的连线上，腕横纹上 2 寸。

**膈俞穴**
位于背部，第七胸椎棘突下，旁开 1.5 寸。

**厥阴俞穴**
位于背部，第四胸椎棘突下，旁开 1.5 寸。

**心俞穴**
位于背部，第五胸椎棘突下，旁开 1.5 寸。

**三阴交穴**
位于小腿内侧，足内踝尖上 3 寸，胫骨内侧缘后方。

## 按摩疗法

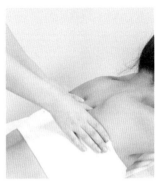

**→揉按心俞**

四指合拢做支撑点，用拇指指腹揉按心俞 2 分钟，以局部有酸胀感为度。

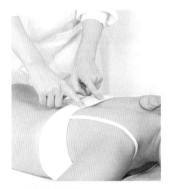

**→揉按厥阴俞**

用食指指腹揉按厥阴俞 1 分钟，力度稍重，以患者有酸痛感为度。

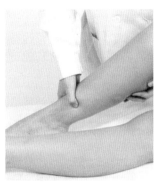

**→压揉三阴交**

将拇指指尖放于三阴交上，微用力压揉 1 分钟，以局部有酸胀感为度。

## 刮痧疗法

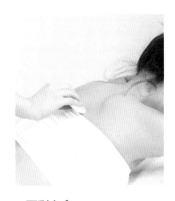

**→面刮心俞**

用面刮法刮拭心俞 15 次，力道略重，连续刮拭，以出现痧痕为度。

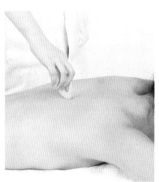

**→角刮膈俞**

以刮痧板厚棱角为着力点，让刮痧板与表面皮肤呈 45° 角，从上至下重刮膈俞 30 次，以出痧为度。

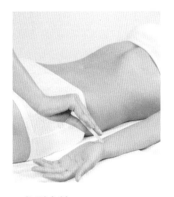

**→角刮内关**

用刮痧板角部由上至下刮拭 30 次，并用刮痧板的棱角点揉穴位，力度微重。

# 气阴两虚，胸痛怎可去

◎**临床表现：**心胸阵阵隐痛、胸闷气短，动则益甚；心中动悸、倦怠乏力、神疲懒言、面色㿠白，或易出汗；舌质淡红、舌体胖且边有齿痕、苔薄白、脉细缓或结代。

◎**治疗原则：**滋阴、益气、镇痛。

## 理疗穴位

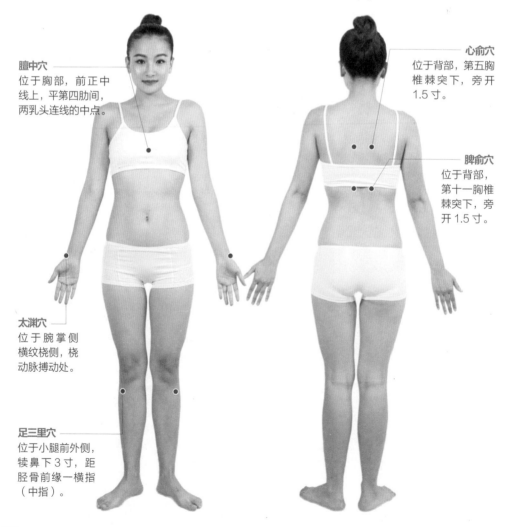

**膻中穴**
位于胸部，前正中线上，平第四肋间，两乳头连线的中点。

**太渊穴**
位于腕掌侧横纹桡侧，桡动脉搏动处。

**足三里穴**
位于小腿前外侧，犊鼻下3寸，距胫骨前缘一横指（中指）。

**心俞穴**
位于背部，第五胸椎棘突下，旁开1.5寸。

**脾俞穴**
位于背部，第十一胸椎棘突下，旁开1.5寸。

## 按摩疗法

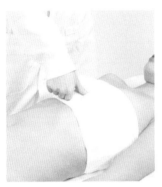

➡揉按膻中

将拇指指端点在膻中上，以顺时针方向揉按 2 分钟，以局部皮肤发红为度。

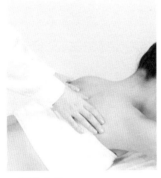

➡推按心俞

用拇指指腹推按心俞 1 分钟，力度轻柔，以局部有热感为度。

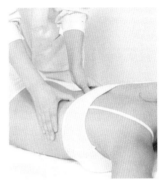

➡揉按脾俞

用拇指指腹点按在脾俞上，以顺时针方向揉按 1 分钟，力度由轻至重，再由重至轻。

## 刮痧疗法

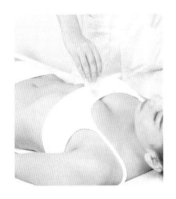

➡角刮膻中

让刮痧板的棱角接触皮肤，刮拭膻中 10 ~ 15 次，至皮肤发红，皮下紫色痧痕形成为止。

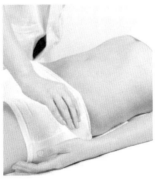

➡角刮太渊

用角刮法刮拭太渊 30 次，力度适中，以潮红、发热为度。

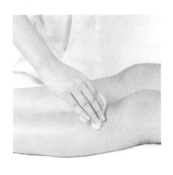

➡面刮足三里

用面刮法自上往下刮拭足三里 30 次，力度适中，以潮红、出痧为度。

# 胸痛潮热汗不除，心肾之阴需补足

◎**临床表现：** 心胸疼痛时作，或灼痛，或隐痛；心悸怔忡、五心烦热、口燥咽干、潮热盗汗、舌红少泽、苔薄或剥、脉细数或结代。

◎**治疗原则：** 滋阴清热、养心安神。

## 理疗穴位

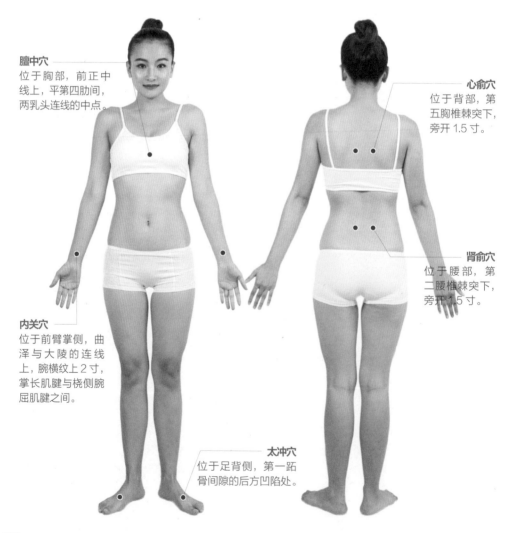

**膻中穴**
位于胸部，前正中线上，平第四肋间，两乳头连线的中点。

**心俞穴**
位于背部，第五胸椎棘突下，旁开1.5寸。

**肾俞穴**
位于腰部，第二腰椎棘突下，旁开1.5寸。

**内关穴**
位于前臂掌侧，曲泽与大陵的连线上，腕横纹上2寸，掌长肌腱与桡侧腕屈肌腱之间。

**太冲穴**
位于足背侧，第一跖骨间隙的后方凹陷处。

## 按摩疗法

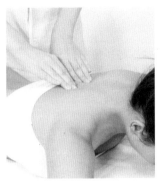

**➡ 点揉心俞**

将食指、中指、无名指并拢，用指腹点揉心俞 2 分钟，以局部有痛感为度。

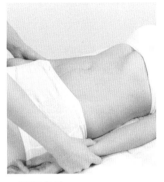

**➡ 揉按内关**

将拇指放于内关上，双手其余四指半握附于手臂上，用拇指指腹揉按内关 1 分钟，以局部有酸痛感为宜。

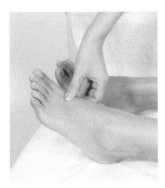

**➡ 推按太冲**

用拇指指腹来回推按太冲 1 分钟，以潮红、发热为度。

## 刮痧疗法

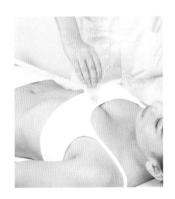

**➡ 角刮膻中**

用角刮法从上到下刮拭膻中 30 次，力度适中，以出痧为度。

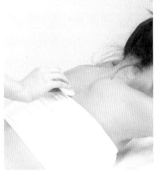

**➡ 面刮心俞**

用面刮法刮拭心俞 30 次，力道略重，连续刮拭，以出现痧痕为度。

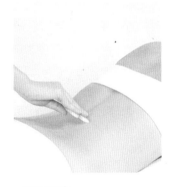

**➡ 面刮肾俞**

用刮痧板的面侧刮拭肾俞 30 次，力度以患者能承受，潮红、出痧为度。

# 心肾阳不虚，胸痛快速去

◎**临床表现：**胸闷或心痛较著、气短、心悸怔忡、自汗，动则更甚；神倦怯寒、面色㿠白、四肢欠温或肿胀、舌质淡胖、苔白腻、脉沉细迟。

◎**治疗原则：**补益阳气、温振心阳。

## 理疗穴位

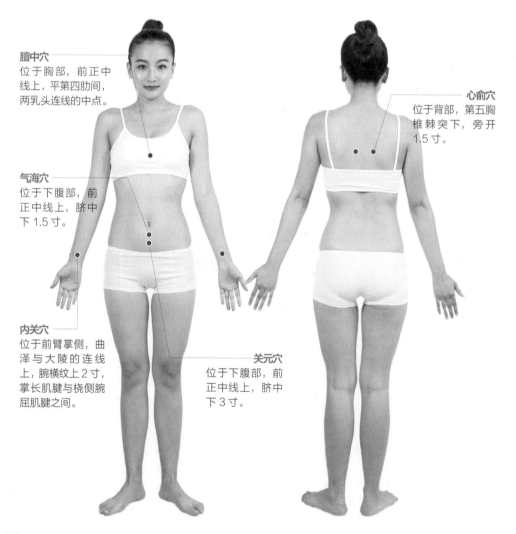

**膻中穴**
位于胸部，前正中线上，平第四肋间，两乳头连线的中点。

**气海穴**
位于下腹部，前正中线上，脐中下1.5寸。

**内关穴**
位于前臂掌侧，曲泽与大陵的连线上，腕横纹上2寸，掌长肌腱与桡侧腕屈肌腱之间。

**心俞穴**
位于背部，第五胸椎棘突下，旁开1.5寸。

**关元穴**
位于下腹部，前正中线上，脐中下3寸。

## 按摩疗法

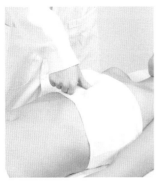

**➡揉按膻中**

将拇指指端点在膻中上，以顺时针方向揉按 2 分钟，以局部皮肤发热为度。

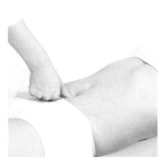

**➡揉按气海**

将拇指置于气海上，用指腹以顺时针方向揉按 1 分钟，以局部皮肤潮红、发热为度。

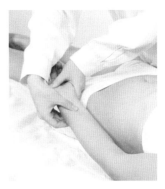

**➡推按内关**

用拇指指腹推按内关 1 分钟，有酸胀感即可，力度可适当加重，以感觉舒适能承受为度。

## 刮痧疗法

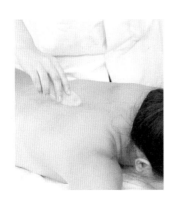

**➡角刮心俞**

用角刮法刮拭心俞 30 次，力度微重，速度较慢，可不出痧。

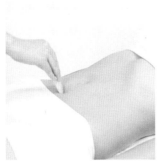

**➡角刮气海**

用角刮法刮拭气海 30 次，用力要逐渐加重，使患者产生强烈的得气感(酸、麻、胀、痛的感觉 )。

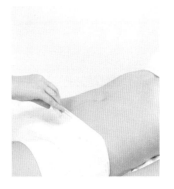

**➡面刮关元**

用面刮法从上到下刮拭关元 30 次，力度适中，以出痧为度。

# 急性发作期的胸痛调控法

胸痛是一种常见病症，造成胸痛的原因复杂多样，在急性发作期应以消除疼痛为首要任务。出现胸痛时，患者要卧床休息，采取自由体位，如引起胸痛的原因是胸膜炎导致的，朝患侧卧会适当减轻疼痛，在局部热敷，也能减轻胸痛。如果出现心绞痛现象，患者可以选用或合并运用药物治疗。

## 心绞痛的应急药物

1  **速效救心丸** 每次 4 ~ 6 粒含服，每日 3 次，急性发作时每次 10 ~ 15 粒。功效：活血理气、增加冠脉流量、缓解心绞痛，治疗冠心病胸闷憋气、心前区疼痛。

2  **苏合香丸** 每次 1 ~ 4 丸，疼痛时用。功效：芳香温通、理气止痛，治疗胸痹心痛寒凝气滞证。

3  **冠心苏合丸** 每次 1 丸（3 克）。功效：芳香止痛，用于胸痹心痛气滞寒凝者，亦可用于真心痛。

4  **寒证心痛气雾剂** 舌下喷雾 1 ~ 2 次。功效：温经散寒、理气止痛，用于心痛苔白者。

5  **热证心痛气雾剂** 舌下喷雾 1 ~ 2 次。功效：凉血清热、活血止痛，用于心痛苔黄者。

6  **麝香保心丸** 每次含服或吞服 1 ~ 2 粒。功效：芳香温通、益气强心。

7  **活心丸** 每次含服或吞服 1 ~ 2 丸。功效：养心活血。

8  **心绞痛宁膏** 敷贴心前区。功效：活血化瘀、芳香开窍。

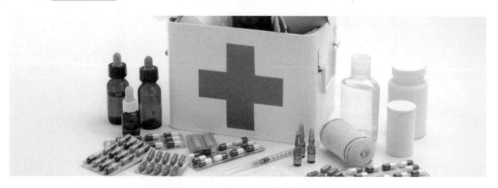

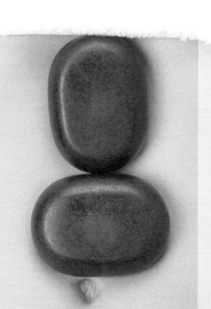

CHAPTER 06

最常见的疼痛：
胃痛

胃痛多由外感寒邪、饮食所伤、情志不畅和脾胃素虚等病因而引发。胃气郁滞、失于和降是胃痛的主要病机，治疗应以理气和胃为大法，根据不同证候，采取相应治法。

# 你真的了解胃痛吗

胃痛又称胃脘痛，是由于胃气阻滞、胃络瘀阻、胃失所养导致的以上腹胃脘部发生疼痛为主症的一种脾胃肠病症。胃痛在人群中发病率较高，中药治疗效果颇佳。

## ◆ 辨证要点

1 **辨寒热** 寒证胃痛多见胃脘冷痛，因饮冷受寒而发作或加重，得热则痛减，遇寒则痛增，伴有面色㿠白、舌淡、苔白等症；热证胃痛多见胃脘灼热疼痛，进食辛辣燥热食物易于诱发或加重，喜冷恶热，胃脘得凉则舒，伴有口干口渴，大便干结、舌红、苔黄少津、脉数等症。

2 **辨虚实** 虚证胃痛多见于久病体虚者，其胃痛隐隐，痛势徐缓而无定处，或摸之莫得其所，时作时止，痛而不胀或胀而时减，饥饿或过劳时易诱发疼痛或致疼痛加重，揉按或得食则疼痛减轻，伴有食少乏力、脉虚等症；实证胃痛多见于新病体壮者，其胃痛兼胀，表现胀痛、刺痛，痛势急剧而拒按，痛有定处，食后痛甚，伴有大便秘结、脉实等症。

3 **辨气血** 初痛在气，久痛在血。胃痛且胀，以胀为主，痛无定处，时痛时止，常由情志不舒引起，伴胸脘痞满，喜叹息，得嗳气或矢气则痛减者，多属气分；胃痛久延不愈，其痛如刺如锥，持续不解，痛有定处，痛而拒按，伴食后痛增、舌质紫暗、舌下脉络紫暗迂曲者，多属血分。

## ◆ 治疗原则

胃痛的治疗，以理气和胃止痛为基本原则。胃痛属实者，治以祛邪为主，根据寒凝、食停、气滞、郁热、血瘀、湿热之不同，分别用温胃散寒、消食导滞、疏肝理气、泄热和胃、活血化瘀、清热化湿诸法；属虚者，治以扶正为主，根据虚寒、阴虚之异，分别用温中益气、养阴益胃之法。虚实并见者，则扶正祛邪之法兼而用之。

# 护胃的特效穴

**TOP 01** **中脘** ——以治胃腑痛为先

中脘穴属奇经八脉之任脉，八会穴之腑会，为胃之募穴。故本穴可用治一切腑病（胃、胆、胰腺、大小肠），尤以胃的疾患为先。经常刺激中脘穴，对胃脘胀痛、腹痛等有很好的疗效。

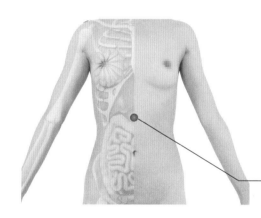

**标准定位：** 位于上腹部，前正中线上，脐中上 4 寸。

## 中脘穴：理气和胃、化湿降逆

| 保健方法 | 功效 |
|---|---|
| 按摩 | ◉ 经常按摩这个穴位,可有效缓解胃脘痛、急慢性胃炎、胃扩张、胃痉挛、胃下垂、腹痛、腹胀、消化不良、肠鸣、便秘、失眠等病症 |
| 刮痧 | ◉ 经常刮拭这个穴位,可有效缓解胃脘痛、急慢性胃炎、湿热腹痛、大便秘结、高血压、黄疸、疳积等病症 |

| 临床配伍方 | 中脘+ | ① 天枢，可和胃降逆、化湿去秽，治霍乱吐泻。 |
|---|---|---|
| | | ② 气海，可益气摄血，治便血。 |
| | | ③ 足三里，可调和胃气、升提脾气、去湿化浊，治胃痛。 |

# 建里——维护脾胃正常功能

建里穴为任脉上的重要穴位之一。脾胃是人的后天之本，是滋养五脏六腑的大粮仓。脾胃病要三分治七分养，建里穴正置胃腑，经常刺激可以夯实人身体的"根基"，维护脾胃的正常功能，促消化，除胃痛，增进身体的健康。

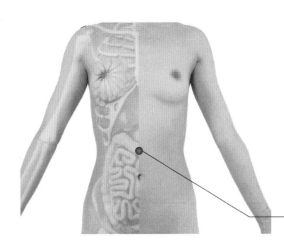

**标准定位：** 位于上腹部，前正中线上，脐中上3寸。

## 建里穴：和胃健脾、通降腑气

| 保健方法 | 功效 |
|---|---|
| **按摩** | ▷ 经常按摩这个穴位，可有效缓解胃脘痛、胃神经官能症、胃下垂、消化不良、腹胀、腹痛、肠鸣等病症 |
| **刮痧** | ▷ 经常刮拭这个穴位，可有效缓解胃脘痛、急慢性胃炎、腹膜炎、腹直肌痉挛、呕吐等病症 |

**临床配伍方**

建里 +
① 水分，可行气利水、健中和胃，治肚腹肿胀。
② 内关，可和胃宽中，治呃逆。
③ 中脘，可行气散结、化湿去滞，治腹痛胀满。
④ 太溪、照海，可益肾行水，治水肿。

# 胃俞 ——胃的保健穴

胃俞穴属足太阳膀胱经，内应胃腑，是胃气的保健穴，可增强人体后天之本。胃是人体重要的消化器官，饮食五谷无不入胃，承担着很大的工作量。刺激胃俞穴可增强胃的功能，对肠胃疾患有特效。

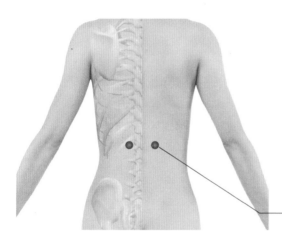

**标准定位：** 位于背部，第十二胸椎棘突下，旁开 1.5 寸。

## 胃俞穴：和胃健脾、理中降逆

| 保健方法 | 功效 |
| --- | --- |
| 按摩 | ⊙ 经常按摩这个穴位，可有效缓解胃痛、脾胃虚弱、霍乱吐泻、疟疾、咳嗽、胃酸过多、消化不良等病症 |
| 刮痧 | ⊙ 经常刮拭这个穴位，可有效缓解胃痛、腹痛、小儿疳积、腰脊挛痛、急慢性胃炎、肝炎、肠炎等病症 |

临床配伍方

胃俞 +
① 上巨虚、三阴交，可健脾利湿，治泄泻。
② 中脘，可理气和胃，治胃痛。
③ 内关、梁丘，可宽中、和胃、止痛，治胃痉挛。
④ 脾俞、足三里，可益气补虚，治面色苍白。

# TOP 04 梁丘——缓解急性胃痛

梁丘穴为胃经之郄穴，刺激该穴可调理胃腑气血，使转输运化正常，可谓是治疗胃病的要穴。又因郄穴有救急作用，故能快速有效地缓解胃腑的急性疼痛，还可防治下肢病症。

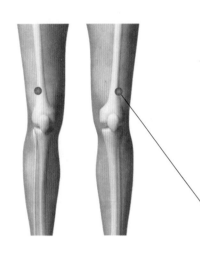

**标准定位：** 屈膝，位于大腿前面，髂前上棘与髌底外侧端的连线上，髌底上 2 寸。

## 梁丘穴：理气和胃、通经活络

| 保健方法 | 功效 |
|---|---|
| 按摩 | ▷ 经常按摩这个穴位，可有效缓解胃脘疼痛、肠鸣、泄泻、风湿性关节炎、腰痛、痛经等病症 |
| 刮痧 | ▷ 经常刮拭这个穴位，可有效缓解胃脘疼痛、肠炎、湿热腹泻、风湿性关节炎、乳腺炎等病症 |

| 临床配伍方 | 梁丘＋ | ① 曲泉、膝阳关，可舒筋活络，治膝关节不得屈伸。<br>② 犊鼻、阳陵泉、膝阳关、阴陵泉，可活络止痛，治下肢疼痛。<br>③ 天枢、中脘，可和胃止痛，治胃痛。<br>④ 环跳、肾俞，可通经活络，治腰腿痛。 |
|---|---|---|

# 足三里 ——治胃痛，抗衰老

足三里穴是胃经的主要穴位之一，为胃经之合穴。中医有"合治内腑"之说，凡六腑之病皆可用之。足三里穴是所有穴位中最具养生保健价值的穴位之一，经常按摩该穴，可有效缓解胃腑疼痛，对于抗衰老、延年益寿亦大有裨益。

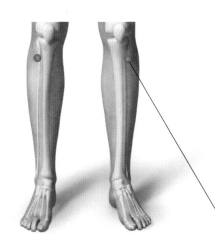

**标准定位：**位于小腿前外侧，犊鼻下3寸，距胫骨前缘一横指（中指）。

## 足三里穴：健脾和胃、扶正培元、通经活络

| 保健方法 | 功效 |
|---|---|
| 按摩 | ▶ 经常按摩这个穴位，可有效缓解胃痛、腹胀、食欲不振、四肢肿胀、便秘、头晕、不寐、咳嗽、喘息等病症 |
| 刮痧 | ▶ 经常刮拭这个穴位，可有效缓解胃痛、口苦无味、恶心、呕吐、心烦、惊悸怔忡、胸痛、癫狂、惊痫等病症 |

**临床配伍方**

足三里＋

① 天枢、三阴交、肾俞、行间，可调理肝脾，补益气血，治月经过多。

② 曲池、丰隆、三阴交，可健脾化痰，治头晕目眩。

③ 中脘、内关，可和胃降逆、宽中利气，治胃脘痛。

④ 犊鼻、阳陵泉、委中，可通络止痛，治下肢疼痛。

# 快速拯救受寒的胃

◎**临床表现：** 胃痛暴作，遇冷痛重，得温痛减；纳呆口淡，或兼寒热表证；泛吐清水、大便稀溏、小便清长、舌淡苔白、脉弦紧。

◎**治疗原则：** 温胃散寒、理气止痛。

## 理疗穴位

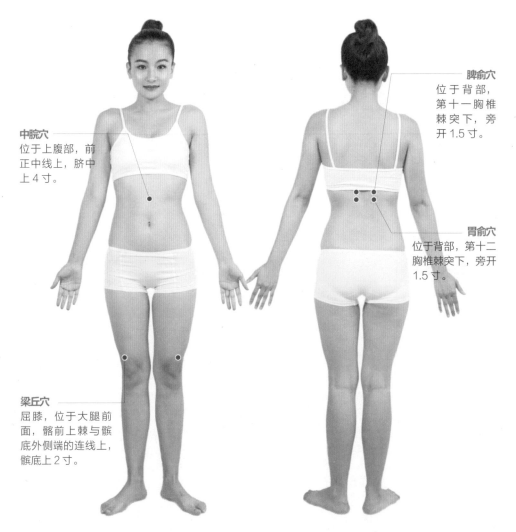

**中脘穴**
位于上腹部，前正中线上，脐中上4寸。

**梁丘穴**
屈膝，位于大腿前面，髂前上棘与髌底外侧端的连线上，髌底上2寸。

**脾俞穴**
位于背部，第十一胸椎棘突下，旁开1.5寸。

**胃俞穴**
位于背部，第十二胸椎棘突下，旁开1.5寸。

## 按摩疗法

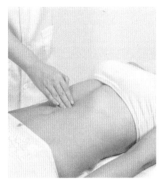

**➡揉按中脘**

用食指、中指、无名指揉按中脘2分钟，力度略轻，可逐渐加力。

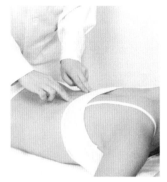

**➡点按胃俞**

将食指、中指并拢，用指腹点按胃俞1分钟，以局部有酸胀感为度。

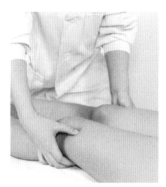

**➡按压梁丘**

用拇指指腹用力按压梁丘1分钟，使穴位有一定压迫感后，持续一段时间，再慢慢放松。

## 刮痧疗法

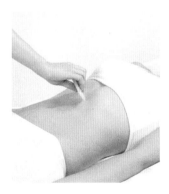

**➡面刮中脘**

用面刮法从上往下刮拭中脘30次，力度适中，可不出痧。

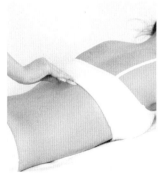

**➡面刮脾俞**

用面刮法从上到下刮拭脾俞30次，手法连续，至局部皮肤出痧为度。

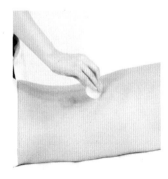

**➡面刮胃俞**

以刮痧板的厚边棱角边侧为着力点刮拭胃俞30次，以出痧为度。

# 饮食消化好，胃痛离你远

◎临床表现：胃脘疼痛、脘腹饱胀、厌食拒按、嗳腐酸臭、恶心呕吐、吐后症轻、大便不爽、矢气酸臭、舌苔厚腻、脉弦滑。

◎治疗原则：消食导滞、和胃止痛。

## 理疗穴位

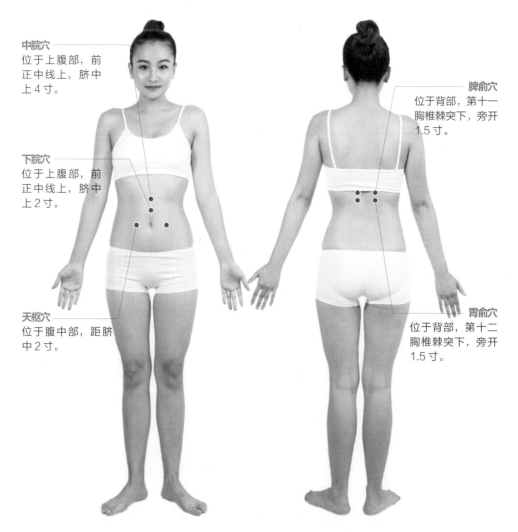

**中脘穴**
位于上腹部，前正中线上，脐中上4寸。

**下脘穴**
位于上腹部，前正中线上，脐中上2寸。

**天枢穴**
位于腹中部，距脐中2寸。

**脾俞穴**
位于背部，第十一胸椎棘突下，旁开1.5寸。

**胃俞穴**
位于背部，第十二胸椎棘突下，旁开1.5寸。

## 按摩疗法

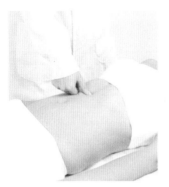

**➡揉按中脘**

右手半握拳，拇指伸直，将拇指放在中脘上，适当用力揉按1分钟。

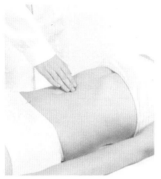

**➡揉按下脘**

将食指、中指、无名指并拢，用指腹揉按下脘1分钟，以局部皮肤发红为度。

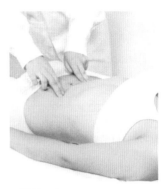

**➡揉按天枢**

将食指、中指并拢，用指腹揉按天枢2分钟，以局部皮肤发热为度。

## 刮痧疗法

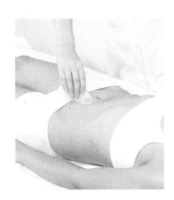

**➡角刮天枢**

用角刮法刮拭天枢30次，力度适中，可不出痧。

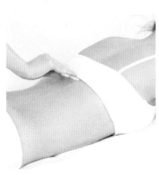

**➡面刮脾俞**

以刮痧板的厚面侧为着力点，让刮痧板与表面皮肤呈45°角，从上至下重刮脾俞30次，以出痧为度。

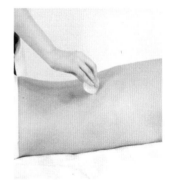

**➡面刮胃俞**

用面刮法由上至下刮拭胃俞30次，中间不宜停顿，一次刮完，以出痧为度。

# 痰饮胃痛，简易理疗胜过药

◎**临床表现：**胃脘痞痛、胸腹堵闷、呕吐痰涎、口黏不爽、肢体沉重、口淡不饥、苔白厚腻、脉弦滑。

◎**治疗原则：**和胃、化湿、止痛。

## 理疗穴位

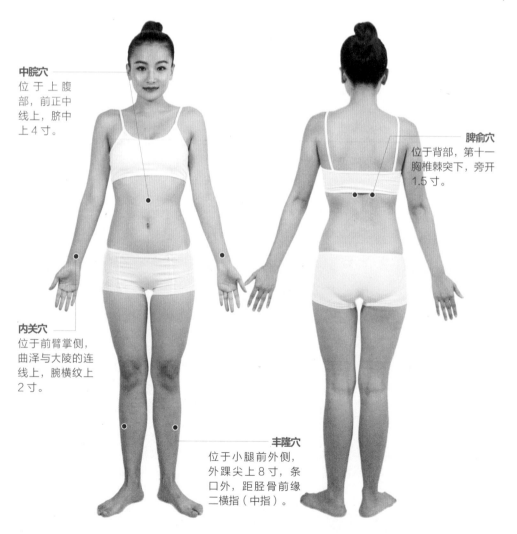

**中脘穴**
位于上腹部，前正中线上，脐中上4寸。

**脾俞穴**
位于背部，第十一胸椎棘突下，旁开1.5寸。

**内关穴**
位于前臂掌侧，曲泽与大陵的连线上，腕横纹上2寸。

**丰隆穴**
位于小腿前外侧，外踝尖上8寸，条口外，距胫骨前缘二横指（中指）。

## 按摩疗法

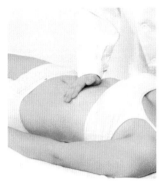

**➡揉按中脘**

用手掌大鱼际揉按中脘 2 分钟，力度适中，以局部皮肤潮红为度。

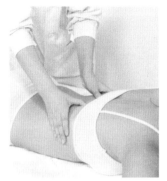

**➡推揉脾俞**

用拇指指腹用力，反复推揉脾俞 1 分钟，至患者感到局部酸胀为度。

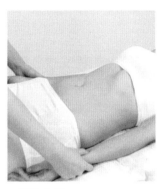

**➡揉按内关**

伸出拇指放于内关上，其余四指附于手臂上，力度适中，揉按 1 分钟。

## 刮痧疗法

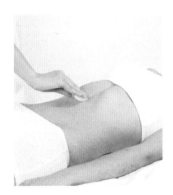

**➡角刮中脘**

手握刮痧板与刮拭的方向呈 45° 角，用角刮法自上而下轻刮中脘 30 次，以酸胀、出痧为度。

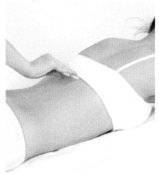

**➡面刮脾俞**

以刮痧板厚棱角面侧刮拭脾俞 10 ~ 15 次，至出现痧痕为止。

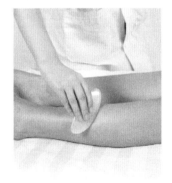

**➡面刮丰隆**

用面刮法刮拭丰隆 30 次，以潮红、发热为度。

# 解决湿热胃痛的好方法

◎**临床表现：** 胃脘热痛、胸脘痞满、口渴口黏不欲饮、身重纳呆、烦闷嘈杂、肛门灼热、大便不爽、小便短赤、舌苔黄腻、脉滑数。

◎**治疗原则：** 泄热、和中、止痛。

## 理疗穴位

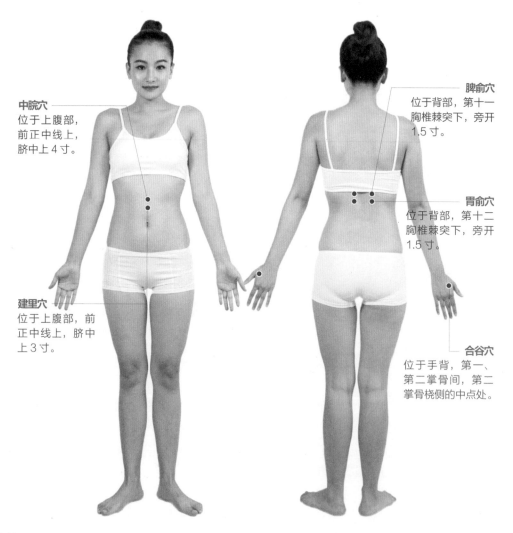

**中脘穴**
位于上腹部，
前正中线上，
脐中上4寸。

**建里穴**
位于上腹部，前
正中线上，脐中
上3寸。

**脾俞穴**
位于背部，第十一
胸椎棘突下，旁开
1.5寸。

**胃俞穴**
位于背部，第十二
胸椎棘突下，旁开
1.5寸。

**合谷穴**
位于手背，第一、
第二掌骨间，第二
掌骨桡侧的中点处。

## 按摩疗法

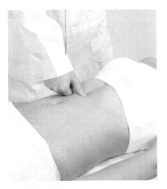

**➡揉按中脘**

用拇指指腹揉按中脘 1 分钟，力度不宜太重，以局部皮肤发红为度。

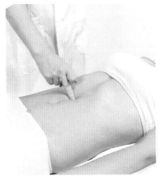

**➡点按建里**

用中指指腹点按建里 1 分钟，力度适中，手法宜轻柔，以局部皮肤潮红为度。

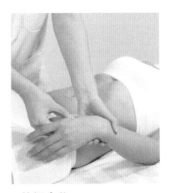

**➡掐揉合谷**

将拇指放于合谷上，食指顶于掌面，由轻渐重地掐揉 1 分钟，以局部有酸胀感为宜。

## 刮痧疗法

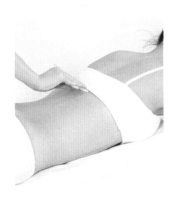

**➡面刮脾俞**

用面刮法刮拭脾俞 30 次，手法宜轻，不可重刮，以出痧为度。

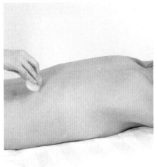

**➡面刮胃俞**

用面刮法从上往下刮拭胃俞 15 次，力道略重，以出痧为度。

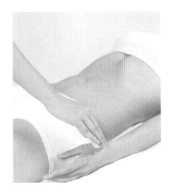

**➡角刮合谷**

用角刮法刮拭合谷 30 次，力度适中，至出现红色或紫色点状痧痕为止。

# 肝胃和，胃痛撤

◎**临床表现：**胃脘胀痛、痛窜两胁、嗳气频作、气怒痛甚、胸脘痞闷、嘈杂吞酸、喜叹息、舌边红、苔薄白、脉沉弦。

◎**治疗原则：**疏肝理气、和胃止痛。

## 理疗穴位

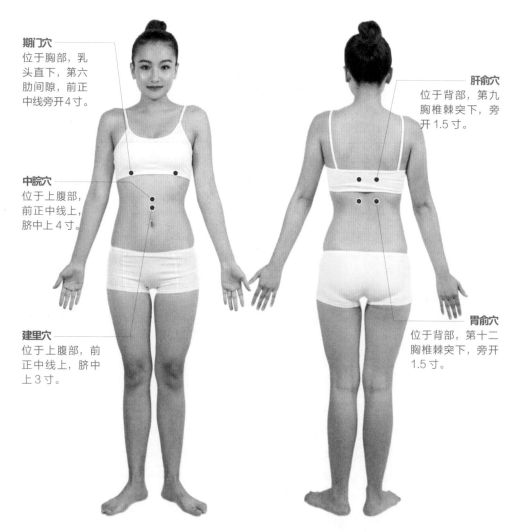

**期门穴**
位于胸部，乳头直下，第六肋间隙，前正中线旁开4寸。

**中脘穴**
位于上腹部，前正中线上，脐中上4寸。

**建里穴**
位于上腹部，前正中线上，脐中上3寸。

**肝俞穴**
位于背部，第九胸椎棘突下，旁开1.5寸。

**胃俞穴**
位于背部，第十二胸椎棘突下，旁开1.5寸。

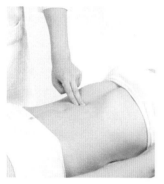

**➡揉按中脘**

将食指、中指并拢，用指腹揉按中脘 1 分钟，以局部有酸胀感为度。

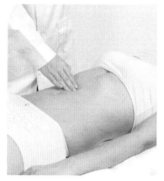

**➡揉按建里**

将食指、中指、无名指并拢，用指腹揉按建里 1 分钟，以局部皮肤发红为度。

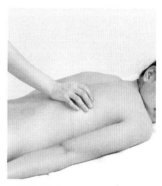

**➡推按肝俞**

用手掌来回推按肝俞 2 分钟，力度稍重，以胀痛为宜。

## 刮痧疗法

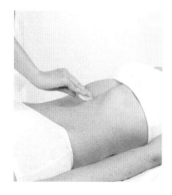

**➡角刮中脘**

以刮痧板的厚边棱角边侧为着力点，刮拭中脘 30 次，以出痧为度。

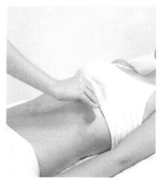

**➡面刮期门**

用面刮法从上往下刮拭期门 30 次，手法连续，力度适中，可不出痧。

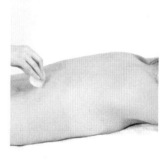

**➡面刮胃俞**

用面刮法刮拭胃俞 30 次，手法宜轻，不可重刮，以出痧为度。

# 祛除瘀血，胃不刺痛好轻松

◎临床表现：胃痛如割，痛久拒按，痛处不移，入夜痛甚，痛彻胸背，食后痛重，或见呕血、黑便；舌质紫暗或舌质暗红，或有瘀斑；脉弦涩。

◎治疗原则：活血化瘀、理气止痛。

## 理疗穴位

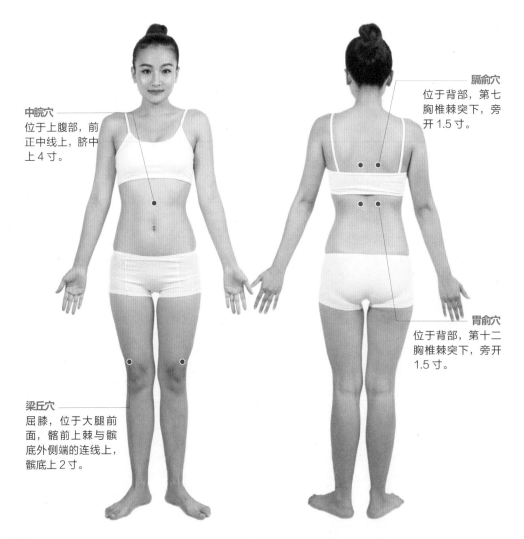

**中脘穴** —
位于上腹部，前正中线上，脐中上4寸。

**梁丘穴** —
屈膝，位于大腿前面，髂前上棘与髌底外侧端的连线上，髌底上2寸。

**膈俞穴**
位于背部，第七胸椎棘突下，旁开1.5寸。

**胃俞穴**
位于背部，第十二胸椎棘突下，旁开1.5寸。

## 按摩疗法

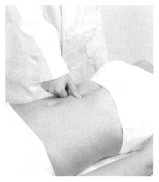

**➡揉按中脘**

用拇指指腹揉按中脘，力道略轻，做环状按摩，操作1分钟。

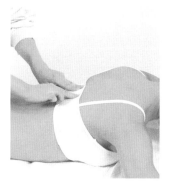

**➡揉按膈俞**

将食指、中指并拢，用指腹揉按膈俞2分钟，以局部有酸胀感为度。

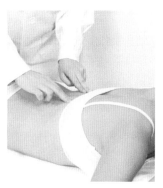

**➡推按胃俞**

将食指、中指并拢，用指腹推按胃俞1分钟，以局部有酸胀感为度。

## 刮痧疗法

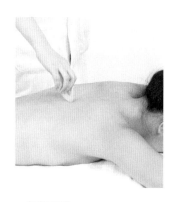

**➡角刮膈俞**

以刮痧板的厚棱角为着力点，由上至下地刮拭膈俞30次，至皮下紫色痧痕出现为止。

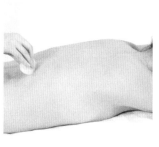

**➡面刮胃俞**

用面刮法刮拭胃俞30次，由上至下刮拭，中间不宜停顿，一次刮完，以出痧为度。

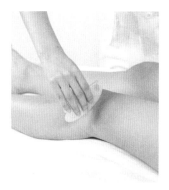

**➡面刮梁丘**

用面刮法刮拭梁丘30次，力度适中，以局部皮肤潮红为度。

# 胃阴不足易隐痛

◎**临床表现：** 胃脘灼热隐痛、口干舌燥、烦渴思饮、食少干呕、似饥不食、空腹症重，或有大便干结、舌红少津、或有裂纹无苔；脉细数。

◎**治疗原则：** 养阴益胃、和中止痛。

## 理疗穴位

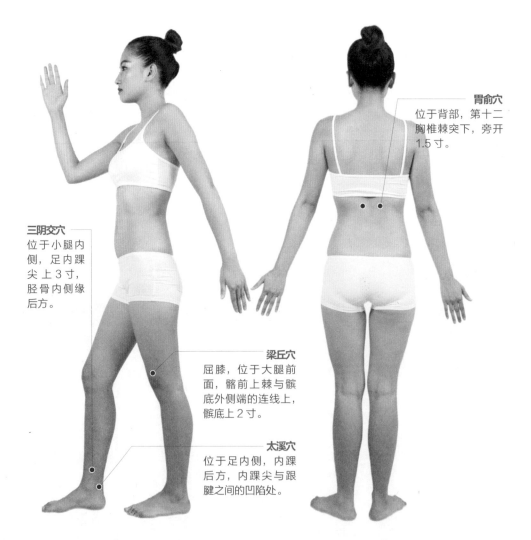

**胃俞穴**
位于背部，第十二胸椎棘突下，旁开1.5寸。

**三阴交穴**
位于小腿内侧，足内踝尖上3寸，胫骨内侧缘后方。

**梁丘穴**
屈膝，位于大腿前面，髂前上棘与髌底外侧端的连线上，髌底上2寸。

**太溪穴**
位于足内侧，内踝后方，内踝尖与跟腱之间的凹陷处。

## 按摩疗法

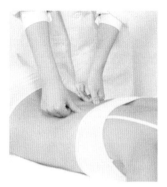

**➡ 点按胃俞**

用拇指指腹点按胃俞 1 分钟，力度适中，以潮红、发热为佳。

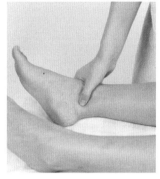

**➡ 按压太溪**

将拇指指腹放于太溪上，微用力按压 1 分钟，以局部有酸胀感为宜。

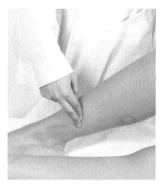

**➡ 揉按三阴交**

将食指、中指并拢，用指腹揉按三阴交 2 分钟，以局部有酸胀感为度。

## 刮痧疗法

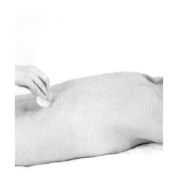

**➡ 面刮胃俞**

用面刮法刮拭胃俞 30 次，手法宜轻，不可重刮，以出痧为度。

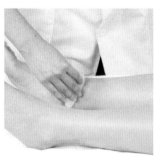

**➡ 面刮三阴交**

用刮痧板边缘处刮拭三阴交 30 次，自上而下刮至皮肤发红，皮下紫色痧痕出现为止。

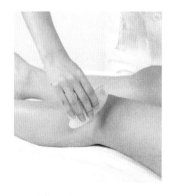

**➡ 面刮梁丘**

用面刮法从上往下刮拭梁丘 30 次，力度适中，以出痧为度。

# 赶走虚寒，打响"保胃战"

◎**临床表现：**胃凉隐痛，喜按喜温，遇冷痛重，得食痛减；纳少便溏、畏寒肢冷、口淡流涎、舌淡有齿痕、舌苔薄白、脉沉细迟。

◎**治疗原则：**温中健脾、和胃止痛。

## 理疗穴位

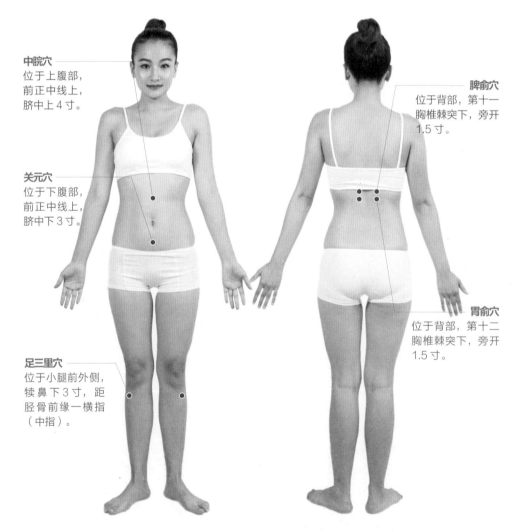

**中脘穴**
位于上腹部，
前正中线上，
脐中上4寸。

**关元穴**
位于下腹部，
前正中线上，
脐中下3寸。

**足三里穴**
位于小腿前外侧，
犊鼻下3寸，距
胫骨前缘一横指
（中指）。

**脾俞穴**
位于背部，第十一
胸椎棘突下，旁开
1.5寸。

**胃俞穴**
位于背部，第十二
胸椎棘突下，旁开
1.5寸。

## 按摩疗法

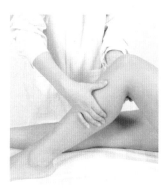

**➡揉按足三里**

用拇指指腹揉按足三里 1
分钟，以出现循经感传现
象为度。

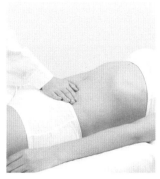

**➡搓擦关元**

用手掌掌心来回搓擦关元
1 分钟，以局部皮肤潮红、
发热为度。

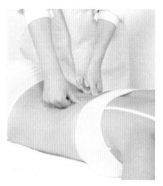

**➡揉按胃俞**

用拇指指腹揉按胃俞 1 分
钟，力度由轻到重，以有
酸胀感为佳。

## 刮痧疗法

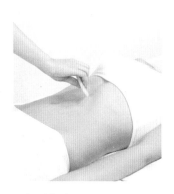

**➡角刮中脘**

以刮痧板厚边棱角边侧为
着力点，刮拭中脘 30 次，
以出痧为度。

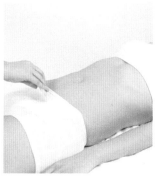

**➡面刮关元**

用面刮法由上至下地刮拭
关元 30 次，速度适中，
以出痧为度。

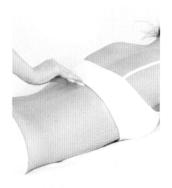

**➡面刮脾俞**

用面刮法刮拭脾俞 30 次，
手法宜轻，以出痧为度。

# **胃痛的**预防护理小知识

说到胃痛的防治与调养，首先要知道胃痛是怎样产生的。胃痛的出现常因受风寒、饮食生冷、饥饱失常、暴饮暴食、过度饮酒、情绪激动、进食或服用刺激性食物和药物，引起胃壁平滑肌痉挛、胃内压增高、肌纤维紧张度增强，刺激胃神经而发生。因此，对胃痛进行预防与调养，有些细节需注意。

1　**养成良好的饮食习惯**　饮食在有规律的基础上要尽量做到软、暖及易消化；吃饭时要细嚼慢咽，同时注意不要一边吃饭一边做其他事情，这样会造成咀嚼不充分，加重胃的负担而致胃痛；不喝浓茶和浓咖啡，忌食辛辣刺激性食品，戒烟、戒酒等，因为这些食物及烟酒都会对胃产生强烈刺激。

2　**注意保暖**　天气寒冷的冬春季是胃病高发期，胃痛病人应注意保暖，减少发病的诱因。

3　**调适精神**　避免精神紧张、焦虑、恐惧，同时注意避免过度疲劳。因为长时间的精神紧张可使大脑皮质功能失调，使胃酸与胃蛋白酶分泌增多、平滑肌痉挛、黏膜下血管痉挛缺血。

4　**合理用药**　如果是胃溃疡活动期，或胃黏膜糜烂、胃酸分泌过多，可服用一些对胃黏膜有较好保护作用的药物。例如，中药瓦楞子、乌贼骨、珍珠母、煅牡蛎、凤凰衣、浙贝母、五倍子、三七、黄芪等。避免服用对胃有损害的药物，如水杨酸盐、保泰松、消炎痛、利血平、皮质激素等，以免胃黏膜受损，如必需服用以上药物，必须遵医嘱，并在饭后服用，以减少对胃的刺激。

5　**合理使用药膳**　药膳对胃病患者平时的调养是相当重要的，应根据个人体质情况进行选择。对于一时性胃痛，可以采用简单方法来缓解疼痛。如因受寒引起的胃痛，喝一杯姜糖水即可缓解；还可用暖水袋放在胃部，也有很好的作用。暴饮暴食引起的胃痛，可吃一颗山楂丸帮助消化，以缓解疼痛。

# CHAPTER 07

# 难熬腹痛速解决

胃脘以下、耻骨毛际以上部位的疼痛即为腹痛。腹痛性质各异，若因外感，突然剧痛，伴发症状明显者，属于急性腹痛；病因内伤，起病缓慢，痛势缠绵者，则为慢性腹痛。

# 了解腹痛方能除腹痛

腹痛是指胃脘以下、耻骨毛际以上部位发生疼痛为主要表现的一种脾胃肠病症。多种原因导致脏腑气机不利、经脉气血阻滞、脏腑经络失养，皆可引起腹痛。腹痛为临床常见的病症，四季皆可发生。

## ◆ 辨证要点

1. **辨寒热虚实** 腹痛拘急冷痛，疼痛暴作，痛无间断，肠鸣切痛，遇冷痛剧，得热则痛减者，为寒痛；腹痛灼热，时轻时重，腹胀便秘，得凉痛减者，为热痛；痛势绵绵，喜揉喜按，时缓时急，痛而无形，饥则痛增，得食痛减者，为虚痛；痛势急剧，痛时拒按，痛而有形，疼痛持续不减，得食则甚者，为实痛。

2. **辨在气在血** 腹痛胀满，时轻时重，痛处不定，攻冲作痛，得嗳气或矢气则胀痛减轻者，为气滞痛；腹部刺痛，痛无休止，痛处不移，痛处拒按，入夜尤甚者，为血瘀痛。

3. **辨急缓** 突然发病，腹痛较剧，伴随症状明显，因外邪入侵，饮食所伤而致者，属急性腹痛；发病缓慢，病程迁延，腹痛绵绵，痛势不甚，多由内伤情志，脏腑虚弱，气血不足所致者，属慢性腹痛。

4. **辨部位** 诊断腹痛，辨证时主要应明确与脏腑的关系。上腹疼痛，多为脾胃、大小肠受病；少腹疼痛，多为肝及大肠受病；小腹疼痛，多为肾、膀胱病变。

## ◆ 治疗原则

腹痛的治疗以"通"为大法，进行辨证论治：实则泻之，虚则补之，热者寒之，寒者热之，滞者通之，瘀者散之。肠腑以通为顺，以降为和，肠腑病变而用通利，使邪有出路，腑气得通，腹痛自止。但通常所说的治疗腹痛的通法，属广义的"通"，并非单指攻下通利，而是在辨明寒热虚实辨证用药的基础上适当辅以理气、活血、通阳等疏导之法，标本兼治。

# 特效穴帮您止腹痛

## **天枢** ——理气止腹痛

　　天枢穴属于足阳明胃经，是大肠的募穴，恰为人身之中点，如天地交合之际，升降清浊之枢纽。大肠功能出现问题，天枢穴处会有痛感。刺激天枢穴可改善肠腑功能，消除或缓解肠道功能失常而导致的各种腹痛，不仅能治疗便秘，还可止腹泻。

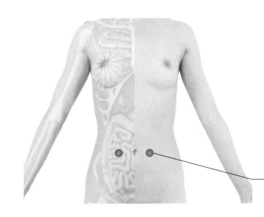

**标准定位：**位于腹中部，距脐中 2 寸。

### 天枢穴：调中和胃、理气健脾

| 保健方法 | 功效 |
| --- | --- |
| 按摩 | ⊙ 经常按摩这个穴位，可有效缓解腹痛、腹胀、便秘、呕吐、痛经、月经不调、肠梗阻等病症 |
| 刮痧 | ⊙ 经常刮拭这个穴位，可有效缓解腹痛、痢疾、便秘、产后腹痛等病症 |

| 临床配伍方 | 天枢 + | ① 足三里，可和中止泻，治小儿腹泻。<br>② 上巨虚、阑尾穴，可理气、活血、化瘀。<br>③ 大肠俞、足三里，可温通气机、调理肠腑。 |
| --- | --- | --- |

**神阙** ——善治腹冷痛

神阙穴是任脉常用穴位之一，当元神之门户，故有回阳救逆、开窍苏厥之功效。加之穴位于腹之中部，下焦之枢纽，又邻近胃与大小肠，所以该穴还能健脾胃、理肠止泻。所以本穴可用治腹泻、脐腹冷痛、脱肛等症。

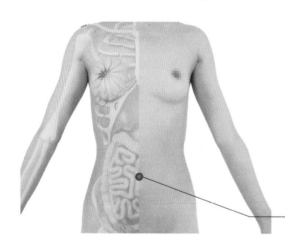

**标准定位：**位于腹中部，脐中央。

## 神阙穴：回阳固脱、健运脾胃

| 保健方法 | 功效 |
|---|---|
| 按摩 | ▷ 经常按摩这个穴位，可有效缓解脐腹冷痛、便秘、脱肛、四肢厥冷等病症 |
| 刮痧 | ▷ 经常刮拭这个穴位，可有效缓解脐腹冷痛、急慢性肠炎、痢疾、肠粘连、痛经、月经不调等病症 |

| 临床配伍方 | 神阙+ | ① 关元，可温补肾阳，治腹痛。<br>② 百会、膀胱俞，可升阳举陷、回阳固脱，治脱肛。<br>③ 石门，可温阳利水、通经行气，治小便不利。<br>④ 血海、脾俞、百会，可益气固脱，治崩漏。 |
|---|---|---|

# 大肠俞——维护大肠功能止腹痛

大肠俞穴属足太阳膀胱经，善于外散大肠腑之热，防治肠腑疾患。大肠主要有传化糟粕的生理功能，接受由小肠下传的食物残渣，吸收其中多余的水液，形成粪便。大肠功能失调，可见腹痛、便秘、腹泻等消化系统病症。刺激本穴可调整大肠功能，缓解上述病症。

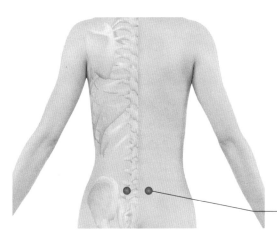

**标准定位：**位于腰部，第四腰椎棘突下，旁开 1.5 寸。

## 大肠俞穴：理气降逆、调和肠胃

| 保健方法 | 功效 |
| --- | --- |
| 按摩 | ⊙ 经常按摩这个穴位，可有效缓解腹痛、反胃、饮食不化、肠鸣、腹胀、泄泻、脱肛、便血、腰腿痛、腰部软组织损伤、骶髂关节炎等病症 |
| 刮痧 | ⊙ 经常刮拭这个穴位，可有效缓解腹痛、便秘、遗尿、痛经、急慢性肠炎、阑尾炎、坐骨神经痛等病症 |

| 临床配伍方 | 大肠俞 + |
| --- | --- |
| | ① 至阳、腰阳关，可强筋骨、利腰膝，治腰脊骶髂疼痛。 |
| | ② 天枢，可培土健中、消积滞，治胃肠积滞。 |
| | ③ 上巨虚、承山，可调肠腑、清积热，治便秘。 |
| | ④ 肾俞、八髎，可利水通淋，治小便不利。 |

# 让腹部温起来，赶走寒邪腹痛

◎**临床表现：**腹痛急剧，得温则减，遇冷更甚，多有受寒病史；口不渴、小便清长、舌苔白腻、脉沉紧。

◎**治疗原则：**温里散寒、理气止痛。

## 理疗穴位

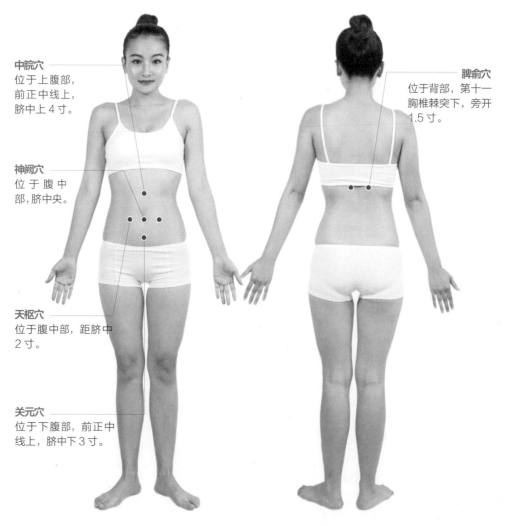

**中脘穴**
位于上腹部，前正中线上，脐中上4寸。

**神阙穴**
位于腹中部，脐中央。

**天枢穴**
位于腹中部，距脐中2寸。

**关元穴**
位于下腹部，前正中线上，脐中下3寸。

**脾俞穴**
位于背部，第十一胸椎棘突下，旁开1.5寸。

## 按摩疗法

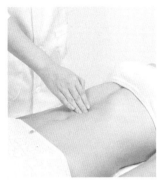

**➡揉按中脘**

用食指、中指、无名指指腹揉按中脘 1 分钟，力度略轻，可逐渐加力。

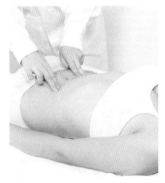

**➡揉按天枢**

将食指、中指置于天枢上，用指腹揉按 1 分钟，以局部透热为度。

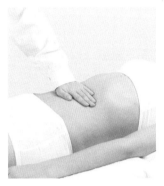

**➡揉按神阙**

用掌心揉按神阙，以脐下有温热感为度，手法宜柔和深沉，时间约为 2 分钟。

## 刮痧疗法

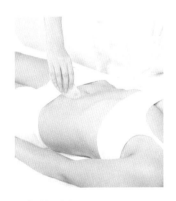

**➡角刮天枢**

用角刮法刮拭天枢 30 次，力道略轻，以出痧为度。

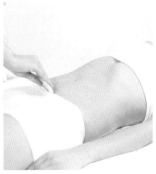

**➡角刮关元**

用角刮法刮拭关元 30 次，力道略轻，以出痧为度。

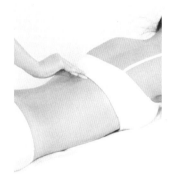

**➡面刮脾俞**

用刮痧板的侧边刮拭脾俞 30 次，从上往下刮至局部皮肤出痧为度。

# 祛除湿热，腹不痛，大便爽

◎**临床表现：**腹痛拒按、胀满不舒、大便秘结或黏滞不爽、烦渴引饮、自汗、小便短赤、舌苔黄腻、脉滑数。

◎**治疗原则：**通腑泄热、行气导滞。

## 理疗穴位

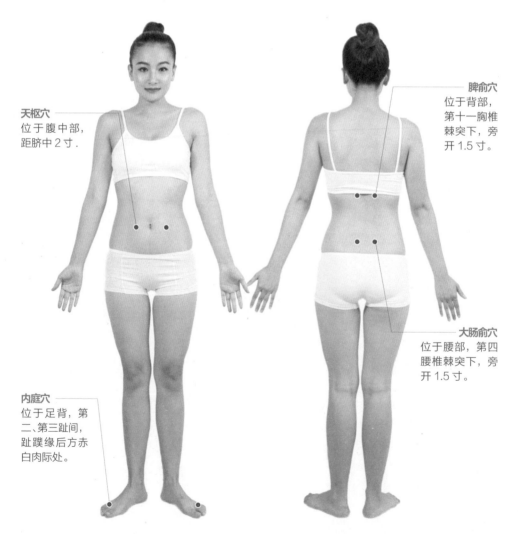

**脾俞穴**
位于背部，第十一胸椎棘突下，旁开1.5寸。

**天枢穴**
位于腹中部，距脐中2寸.

**大肠俞穴**
位于腰部，第四腰椎棘突下，旁开1.5寸。

**内庭穴**
位于足背，第二、第三趾间，趾蹼缘后方赤白肉际处。

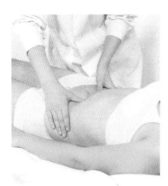

**➡揉按天枢**

用拇指指腹由轻到重缓慢揉按天枢 1 分钟，以局部有酸胀感为度。

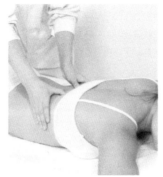

**➡点揉脾俞**

将拇指指腹放于脾俞上，点揉 1 分钟，以局部有酸胀感为度。

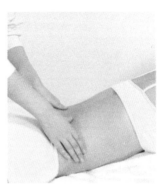

**➡揉按大肠俞**

用拇指指腹揉按大肠俞 2 分钟，力度适中，以局部有酸胀感为度。

## 刮痧疗法

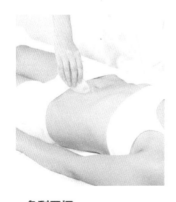

**➡角刮天枢**

用角刮法刮拭天枢 30 次，力度适中，至潮红、出痧为度。

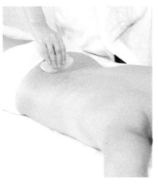

**➡面刮大肠俞**

用刮痧板的厚边棱角面侧自上而下刮拭大肠俞 30 次，刮至皮下紫色痧痕出现为止。

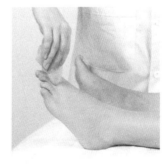

**➡角刮内庭**

让刮痧板的棱角接触内庭，并与皮肤呈 45° 角，自上而下或由里向外刮拭 30 次，可不出痧。

# 绵绵腹痛以祛虚寒为先

◎**临床表现：**腹痛绵绵，时作时止，喜热恶冷，痛时喜按，饥饿及劳累后加重；神疲气短、怯寒肢冷、大便溏薄、舌淡苔白、脉沉细。

◎**治疗原则：**温中补虚、缓急止痛。

## 理疗穴位

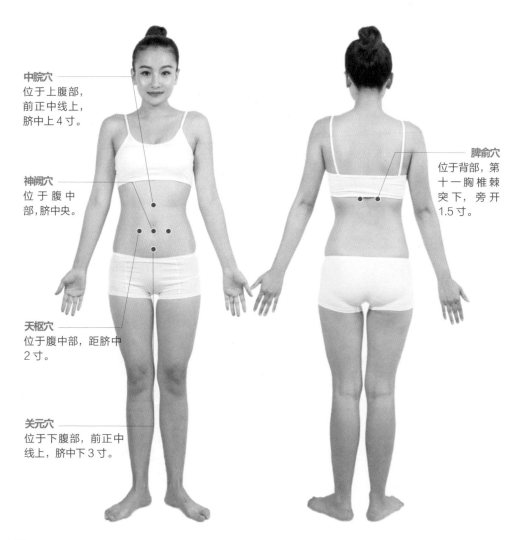

**中脘穴**
位于上腹部，前正中线上，脐中上4寸。

**神阙穴**
位于腹中部，脐中央。

**天枢穴**
位于腹中部，距脐中2寸。

**关元穴**
位于下腹部，前正中线上，脐中下3寸。

**脾俞穴**
位于背部，第十一胸椎棘突下，旁开1.5寸。

## 按摩疗法

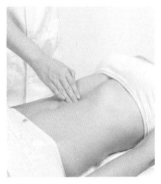

**➡揉按中脘**

将食指、中指、无名指并拢，手指指腹放于中脘上，环形揉按1分钟，力度适中。

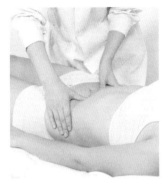

**➡揉按天枢**

用拇指指腹揉按天枢1分钟，力度适中，以局部皮肤发热为度。

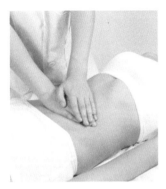

**➡摩擦神阙**

双掌相叠置于神阙，顺时针摩擦2分钟，以局部透热为度。

## 刮痧疗法

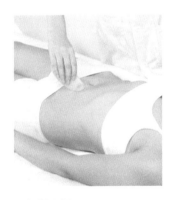

**➡角刮天枢**

用角刮法刮拭天枢30次，力道略轻，不可重刮，以出痧为度。

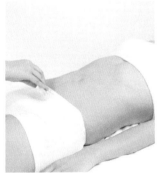

**➡面刮关元**

用面刮法刮拭关元30次，力度轻柔，至潮红、发热为度。

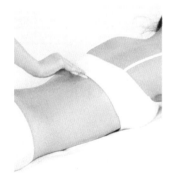

**➡面刮脾俞**

用面刮法从上往下刮拭脾俞5~10次，力度适中，以出痧为度。

# 消化好，腹部自然不痛

◎临床表现：脘腹胀满、疼痛拒按、恶食、嗳腐、吞酸、大便泄泻或秘结、舌苔垢腻、脉滑实。

◎治疗原则：消食导滞。

## 理疗穴位

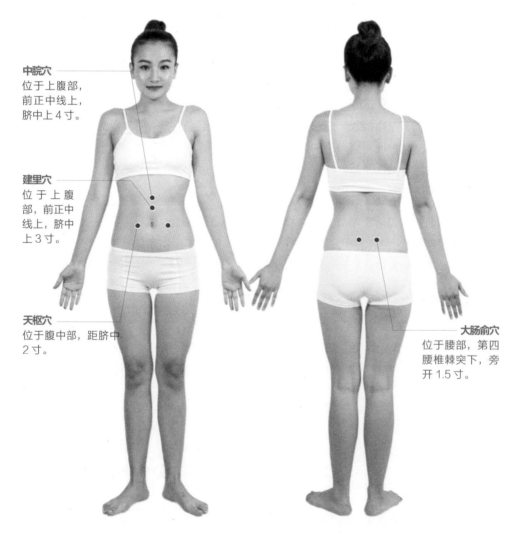

**中脘穴**
位于上腹部，
前正中线上，
脐中上4寸。

**建里穴**
位于上腹部，前正中线上，脐中上3寸。

**天枢穴**
位于腹中部，距脐中2寸。

**大肠俞穴**
位于腰部，第四腰椎棘突下，旁开1.5寸。

## 按摩疗法

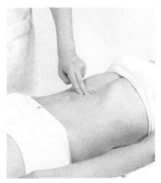

**➡揉按中脘**

用食指、中指指腹揉按中脘 1 分钟，力度适中，以局部有酸胀感为度。

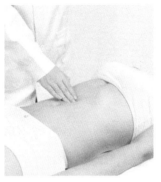

**➡推揉建里**

将食指、中指、无名指并拢，用指腹由上至下推揉建里 1 分钟。

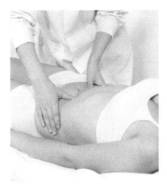

**➡揉按天枢**

用拇指指腹揉按天枢 2 分钟，以潮红、发热为佳。

## 刮痧疗法

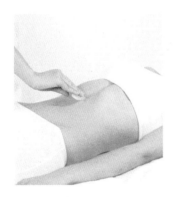

**➡角刮中脘**

用角刮法由上向下刮拭中脘 30 次，力度适中，可不出痧。

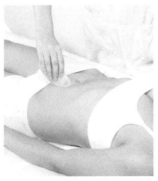

**➡角刮天枢**

将刮痧板的角部着力于天枢，施以旋转回环的连续刮拭动作 30 次。

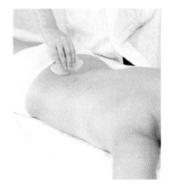

**➡面刮大肠俞**

用面刮法刮拭大肠俞 30 次，由上至下，力度适中，以出痧为度。

# 腹胀痛连两胁，快调气机

◎临床表现：脘腹疼痛，胀满不舒，攻窜两胁，痛引少腹，得嗳气、矢气后减轻，遇怒则重，胸闷，善叹息，舌苔薄白，脉弦。

◎治疗原则：疏肝解郁、理气止痛。

## 理疗穴位

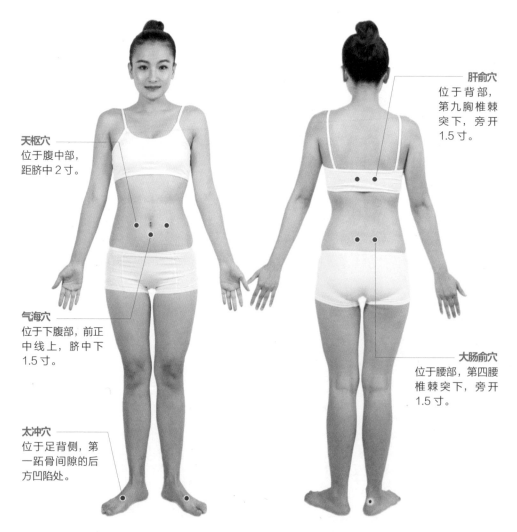

**天枢穴**
位于腹中部，距脐中2寸。

**气海穴**
位于下腹部，前正中线上，脐中下1.5寸。

**太冲穴**
位于足背侧，第一跖骨间隙的后方凹陷处。

**肝俞穴**
位于背部，第九胸椎棘突下，旁开1.5寸。

**大肠俞穴**
位于腰部，第四腰椎棘突下，旁开1.5寸。

## 按摩疗法

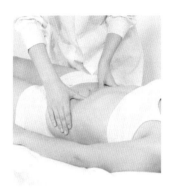

**➡揉按天枢**

将拇指置于天枢上，由轻到重缓慢揉按天枢1分钟，以局部有酸胀感为度。

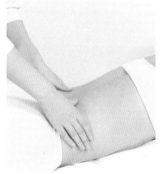

**➡点按大肠俞**

用拇指指腹来回点按大肠俞1分钟，以潮红、发热为佳。

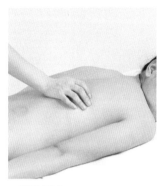

**➡推按肝俞**

用手掌推按肝俞2分钟，力度稍重，以胀痛为宜。

## 刮痧疗法

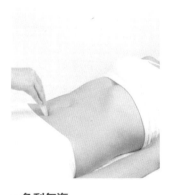

**➡角刮气海**

用角刮法刮拭气海30次，用力要逐渐加重，使患者产生强烈的得气感（酸、麻、胀、痛的感觉）。

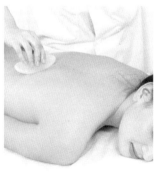

**➡面刮肝俞**

用面刮法刮拭肝俞30次，力道略重，以出痧为度。

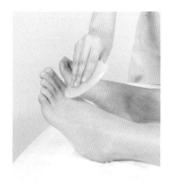

**➡角刮太冲**

用角刮法刮拭太冲30次，力度适中，至潮红、发热为度。

# 通行瘀血，拒绝腹刺痛

◎**临床表现：**腹中刺痛，痛势较剧，固定不移，拒按，伴面色晦暗、舌质紫暗或有瘀斑、脉细涩。

◎**治疗原则：**活血化瘀、理气止痛。

## 理疗穴位

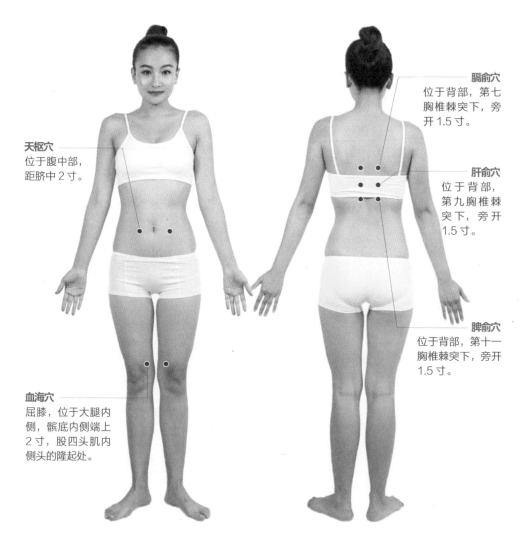

**膈俞穴**
位于背部，第七胸椎棘突下，旁开1.5寸。

**肝俞穴**
位于背部，第九胸椎棘突下，旁开1.5寸。

**天枢穴**
位于腹中部，距脐中2寸。

**脾俞穴**
位于背部，第十一胸椎棘突下，旁开1.5寸。

**血海穴**
屈膝，位于大腿内侧，髌底内侧端上2寸，股四头肌内侧头的隆起处。

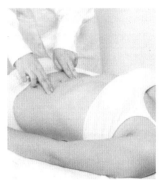

**➡揉按天枢**

用食指、中指揉按天枢1分钟，力度适中，以局部有酸胀感为度。

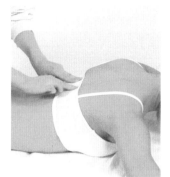

**➡揉按膈俞**

将食指、中指并拢，用指腹顺时针揉按膈俞1分钟，再逆时针揉按1分钟。

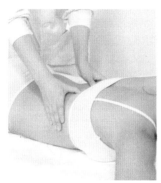

**➡掐按脾俞**

用拇指指尖掐按脾俞，并可向左右两侧拨动经脉，力道略重，操作1分钟。

**刮痧疗法**

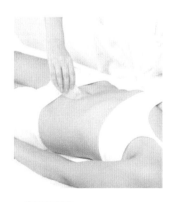

**➡角刮天枢**

用角刮法刮拭天枢30次，力度适中，刮至潮红、出痧为度。

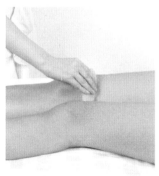

**➡面刮血海**

用面刮法刮拭血海，从上往下刮拭，切记不可来回刮，重复20～30次，刮至不再出现新痧为止。

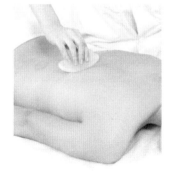

**➡面刮肝俞**

用面刮法刮拭肝俞30次，力度适中，刮至不再出现新痧为止。

# 腹痛的那些注意事项

腹痛的发病与我们的生活方式、生活习惯密切相关。要预防它的发生，我们应做好自我保健，纠正和改变自己不良的嗜好。

## ◆成人防治腹痛注意事项

1 **避免精神紧张** 腹痛与精神状态有关，在你准备考学、晋升、工作忙碌时，长时间精神紧张焦虑或者情绪激动易对大脑皮质产生不良的刺激，使得丘脑的调节作用减弱或丧失，引起自主神经功能紊乱，不利于食物的消化。保持轻松愉快的心境，是防治腹痛的关键。

2 **讲究生活规律，注意气候变化** 腹痛病人生活要有一定规律，不可过分疲劳。劳累过度不但会影响食物的消化，还会妨碍腹痛的好转。腹痛发作与气候变化有一定的关系，因此腹痛病人必须注意气候变化，注意保暖，尤其是腹部的保暖。

3 **养成良好饮食习惯** 不注意饮食卫生、偏食、挑食、饥饱失度或过量进食冷食，或嗜好辣椒、浓茶、咖啡等刺激性食物，均可导致胃肠消化功能紊乱，不利于腹痛的好转。

## ◆小儿防治腹痛注意事项

1 **养成良好的饮食习惯** 孩子的饮食应营养均衡，进食要有规律，定时定量，少吃生冷和油炸烧烤的食物，不吃辛辣和不易消化的食物，以防刺激和损伤胃肠道。

2 **注意饮食卫生** 平时要注意孩子手的清洁卫生，吃东西前要洗手，不吃腐败变质和过期的食物，以防止病菌及寄生虫卵从口而入导致疾病。

3 **多喝开水** 要多喝开水，喝水时可放少量的糖以适合孩子的口味。要少喝可乐类碳酸饮料，这类饮料容易损伤孩子的肠胃。

4 **避免腹部着凉** 要保护好孩子的腹部，不要受凉，即便是大热天也要护肚，不要让腹部暴露在外。注意气候变化，及时增减衣服，避免腹部着凉。

CHAPTER 08

# 还在为腰痛坐立不安吗

腰痛是一个常见的症状，引起腰痛的原因有很多。除运动系统疾病以外，其他器官的疾病也可引起腰痛。如泌尿系炎症或结石、某些妇科疾病（盆腔炎、子宫后倾等）、腰部神经根炎和某些腹部疾病等皆可出现腰痛。

# 腰痛知识小集锦

　　腰痛是指腰部感受外邪，或因劳伤，或由肾虚而引起气血运行失调，所致的以腰部一侧或两侧疼痛为主要症状的一类病症。腰痛一年四季都可发生，其发病率较高，国外有报告认为世界上80%的人患过腰痛。

　　腰为肾之府，乃肾之精气所溉之域。肾与膀胱相表里，足太阳经过之。此外，任、督、冲、带诸脉，亦布其间，故内伤则不外肾虚。而外感风寒湿热诸邪，以湿性黏滞，湿流下，最易痹着腰部，所以外感总离不开湿邪为患。内外二因，相互影响。《杂病源流犀烛·腰痛病源流》指出："腰痛，精气虚而邪客病也……肾虚其本也，风寒湿热痰饮，气滞血瘀闪挫其标也，或从标，或从本，贵无失其宜而已。"说明肾虚是发病关键所在，风寒湿热的痹阻不行，常因肾虚而客，否则虽感外邪，亦不致出现腰痛。至于劳力扭伤，则和瘀血有关，临床上亦不少见。

## ◆ 辨证要点

1　**辨外感内伤**　有久居冷湿，劳汗当风，冒受湿热，或腰部过度劳累，跌扑伤损病史，起病急骤，或腰痛不能转侧，表现为气滞血瘀征象者，为外感腰痛；年老体虚，或具烦劳过度，七情内伤，气血亏虚病史，起病缓慢，腰痛绵绵，时作时止，表现为肾虚证候者，属内伤腰痛。

2　**辨标本虚实**　肾精不足，气血亏虚为本；邪气内阻，经络壅滞为标。《景岳全书·腰痛》说："既无表邪，又无湿热，或以年衰，或以劳苦，或以酒色斫丧，或以七情忧郁，则悉属真阴虚证。"

## ◆ 治疗原则

　　腰痛分虚实论治，虚者以补肾壮腰为主，兼调养气血；实者祛邪活络为要，针对病因，施之以活血化瘀、散寒除湿、清泻湿热等法。虚实兼夹者，分清主次，标本兼顾治疗。

# 腰痛难忍，试试特效穴

## TOP 01 肾俞——改善腰部血液循环

肾俞穴属足太阳膀胱经，为肾之背俞穴，善于外散肾脏之热，培补肾元。肾藏精，精血是生命的根本。刺激肾俞穴，能改善肾脏及腰部的血液循环，达到强肾护肾、强健腰脊的目的，对于长期姿势不当或突然用力过猛引发的腰脊疼痛有缓解的作用。

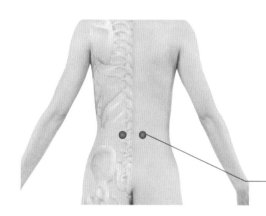

**标准定位：**位于腰部，第二腰椎棘突下，旁开 1.5 寸。

### 肾俞穴：调肾气、强腰脊、聪耳目

| 保健方法 | 功效 |
|---|---|
| 按摩 | ⊙ 经常按摩这个穴位，可有效缓解腰脊酸痛、血崩、赤白带下、不孕、头痛、眩晕、视物不明、耳鸣等病症 |
| 刮痧 | ⊙ 经常刮拭这个穴位，可有效缓解腰痛、小便淋沥、尿频、遗尿、遗精、月经不调、痛经、骶部疼痛等病症 |

| 临床配伍方 | 肾俞 + | ① 殷门、委中，可行气通络，治腰膝酸痛。 |
|---|---|---|
| | | ② 京门，可温补肾阳，治阳痿。 |
| | | ③ 听宫、翳风，可益肾聪耳，治耳鸣。 |

# 腰阳关 ——善治腰脊冷痛

腰阳关穴属奇经八脉之督脉，位于腰部，是督脉上元阴、元阳的相交点，是阳气通行的关隘。很多人到了冬天经常感到腰背冷痛，很大一个原因就是这里的经络不通，阳气无法上行。这时候，只要打通了腰阳关，阳气顺行而上，所有的问题自然就能迎刃而解。

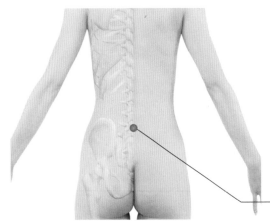

**标准定位：** 位于腰部，当后正中线上，第四腰椎棘突下凹陷中。

## 腰阳关穴：祛寒湿、强腰膝

| 保健方法 | 功效 |
|---|---|
| 按摩 | ⊙ 经常按摩这个穴位，可有效缓解腰骶疼痛、月经不调、赤白带下、功能性子宫出血、遗精、阳痿、脊髓炎等病症。 |
| 刮痧 | ⊙ 经常刮拭这个穴位，可有效缓解腰骶疼痛、坐骨神经痛、下肢痿痹、月经不调、便血、坐骨神经痛、类风湿病、小儿麻痹、盆腔炎等病症。 |

| 临床配伍方 | 腰阳关＋ | ① 肾俞、次髎、委中，可温经散寒、通经活络，治寒湿性腰痛。<br>② 肾俞、环跳、委中，可行气止痛、温经散寒，治坐骨神经痛。<br>③ 命门、悬枢，可行气通经、温阳散寒，治多发性神经炎。<br>④ 关元、气海，可理气散寒，治痛经。 |
|---|---|---|

# 八髎 ——松解腰部粘连

八髎穴是足太阳膀胱经的常用腧穴之一，穴位所处是一个区域，可防治下焦病症。其穴区的皮肉，应该是很松软，能捏起来的，如果不松软，说明经络肌肤之间有粘连。很多人特别是长期久坐的人，因为缺乏锻炼，所以导致肌肉无力、血液循环不畅，容易腰酸背痛。经常按揉八髎及整个后腰部，可有效改善腰腿痛。

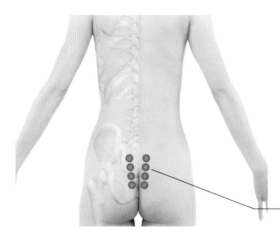

**标准定位：** 位于腰骶孔处，分为上髎、次髎、中髎、下髎，左右共八个，分别在第一、第二、第三、第四骶后孔中。

## 八髎穴：调理下焦、强腰利膝

| 保健方法 | 功效 |
|---|---|
| 按摩 | ⊙ 经常按摩这个穴位，可有效缓解腰骶疼痛、坐骨神经痛、下肢痿痹、小便不利、月经不调等病症 |
| 刮痧 | ⊙ 经常刮拭这个穴位，可有效缓解腰骶疼痛、小腹胀痛、盆腔炎、小便不利、坐骨神经痛等病症 |

| 临床配伍方 | 八髎 + | ① 关元、气海，可通经活血、止痛，治月经不调。 |
|---|---|---|
| | | ② 肾俞、腰阳关、委中，可舒筋活络、强腰利膝，治腰骶酸痛。 |
| | | ③ 中极，可利尿通淋，治小便不利。 |
| | | ④ 环跳、风市、委中，可通经活络，治下肢痹痛。 |

# 别让寒湿困住你的腰

◎**临床表现**：腰部冷痛重着，转侧不利，逐渐加重，静卧疼痛不减，寒冷和阴雨天加重；舌质淡、苔白腻、脉沉而迟缓。

◎**治疗原则**：散寒除湿、温经通络。

## 理疗穴位

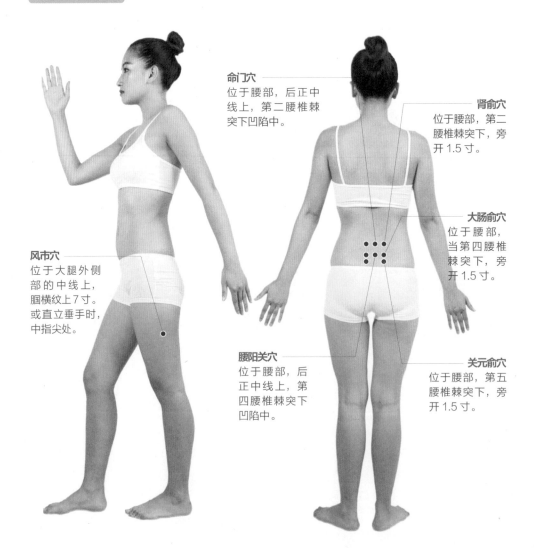

**命门穴**
位于腰部，后正中线上，第二腰椎棘突下凹陷中。

**肾俞穴**
位于腰部，第二腰椎棘突下，旁开1.5寸。

**大肠俞穴**
位于腰部，当第四腰椎棘突下，旁开1.5寸。

**风市穴**
位于大腿外侧部的中线上，腘横纹上7寸。或直立垂手时，中指尖处。

**腰阳关穴**
位于腰部，后正中线上，第四腰椎棘突下凹陷中。

**关元俞穴**
位于腰部，第五腰椎棘突下，旁开1.5寸。

## 按摩疗法

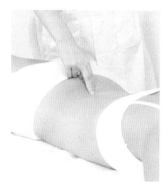

**➡揉按腰阳关**

用食指、中指指腹揉按腰阳关 1 分钟，以小腹部透热为度。

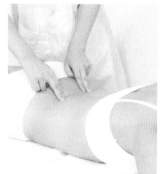

**➡揉按大肠俞**

将食指、中指并拢，放于大肠俞上，环形揉按 1 分钟，以局部酸胀为宜。

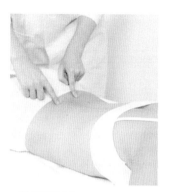

**➡按压关元俞**

用食指指腹用力按压关元俞 2 分钟，以局部有痛感为度。

## 刮痧疗法

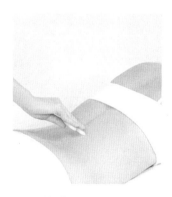

**➡面刮肾俞**

用面刮法刮拭肾俞 1 分钟，力度微重，速度适中，以出痧为度。

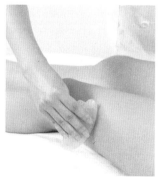

**➡面刮风市**

用面刮法从上往下刮拭风市 30 次，力度适中，以出痧为度。

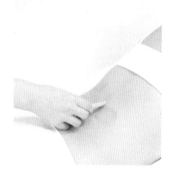

**➡面刮命门**

用面刮法由内到外刮拭命门 15 次，力度微重，以出痧为度。

# 别让腰部又痛又热

◎**临床表现：**腰部疼痛，痛处伴有热感；腿膝疼痛无力，热天或阴雨天气疼痛加重，活动后或可减轻；身体困重、小便短赤、苔黄腻、脉濡数或弦数。

◎**治疗原则：**清热利湿、舒筋活络。

## 理疗穴位

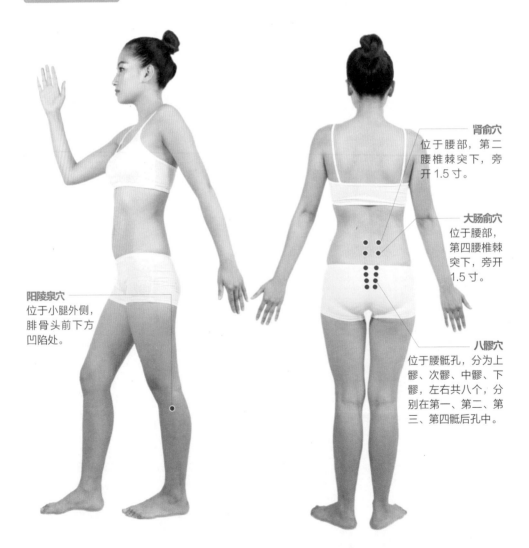

**肾俞穴**
位于腰部，第二腰椎棘突下，旁开1.5寸。

**大肠俞穴**
位于腰部，第四腰椎棘突下，旁开1.5寸。

**阳陵泉穴**
位于小腿外侧，腓骨头前下方凹陷处。

**八髎穴**
位于腰骶孔，分为上髎、次髎、中髎、下髎，左右共八个，分别在第一、第二、第三、第四骶后孔中。

## 按摩疗法

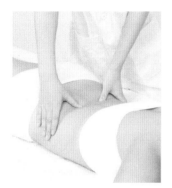

**➡揉按肾俞**

用拇指指腹揉按肾俞 1 分钟，适当用力，以局部有酸胀感为度。

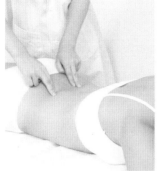

**➡揉按大肠俞**

用食指、中指指腹揉按大肠俞 1 分钟，至潮红、发热为佳。

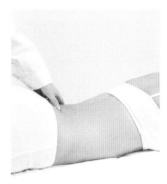

**➡按压八髎**

用拇指指腹按压八髎 1 分钟，以有酸胀感为宜。

## 刮痧疗法

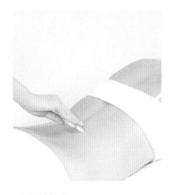

**➡面刮肾俞**

以刮痧板棱角边侧为着力点，着力于肾俞上，刮拭 10 ～ 15 次，用力要逐渐加重。

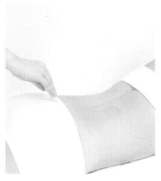

**➡角刮八髎**

用刮痧板的角部刮拭八髎 30 次，力度轻柔，以皮肤潮红为宜。

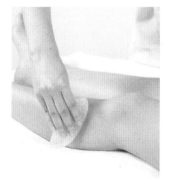

**➡面刮阳陵泉**

用面刮法刮拭阳陵泉 30 次，以出痧为度。

# 祛除腰部瘀血，腰不痛，随意动

◎**临床表现：** 腰腿痛如针刺，痛有定处，痛处拒按，日轻夜重，轻者俯仰不便，重则不能转侧；舌质紫暗或有瘀斑、脉涩。

◎**治疗原则：** 活血化瘀、理气止痛。

## 理疗穴位

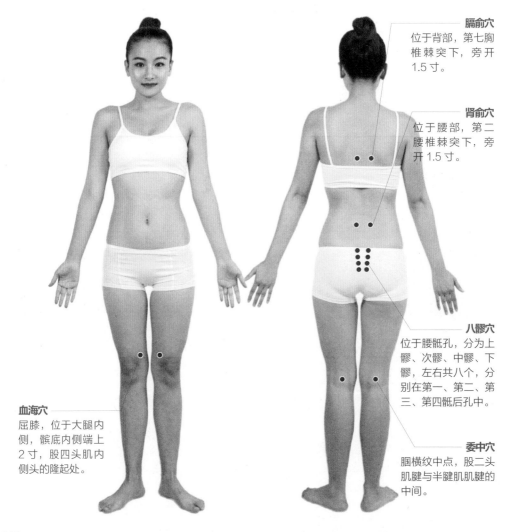

**膈俞穴**
位于背部，第七胸椎棘突下，旁开1.5寸。

**肾俞穴**
位于腰部，第二腰椎棘突下，旁开1.5寸。

**八髎穴**
位于腰骶孔，分为上髎、次髎、中髎、下髎，左右共八个，分别在第一、第二、第三、第四骶后孔中。

**委中穴**
腘横纹中点，股二头肌腱与半腱肌肌腱的中间。

**血海穴**
屈膝，位于大腿内侧，髌底内侧端上2寸，股四头肌内侧头的隆起处。

## 按摩疗法

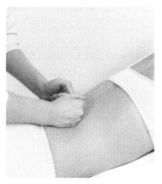

**➡ 滚揉肾俞**

以手握拳，来回推按肾俞1分钟，力度稍重，以胀痛为宜。

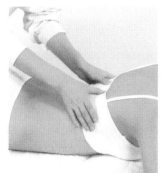

**➡ 揉按膈俞**

用手掌揉腰背部数次，取膈俞，以顺时针方向用拇指指腹揉按1分钟。

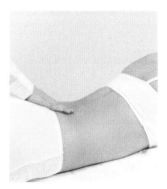

**➡ 摩擦八髎**

用手掌来回摩擦八髎，透热为度，一个来回为1次，以每秒2～4次的频率摩擦1分钟。

## 刮痧疗法

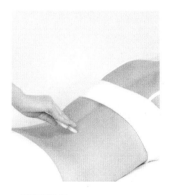

**➡ 面刮肾俞**

用面刮法自上往下刮拭肾俞10～15次，力度适中，以出痧为度。

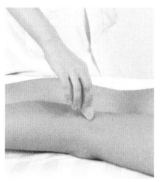

**➡ 角刮委中**

用角刮法刮拭委中30次，力度轻柔，不可重刮，可不出痧。

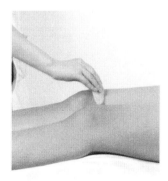

**➡ 面刮血海**

用面刮法刮拭血海30次，手法宜轻柔，以潮红出痧为度。

# 腰部酸痛需补肾

◎**临床表现：**腰部隐隐作痛为主，酸软无力，遇劳更甚，卧则减轻。偏阴虚者，可见心烦少寐、口燥咽干、面色潮红、手足心热；偏阳虚者，可见面色苍白、肢冷畏寒。

◎**治疗原则：**益肾强腰、活络止痛。

## 理疗穴位

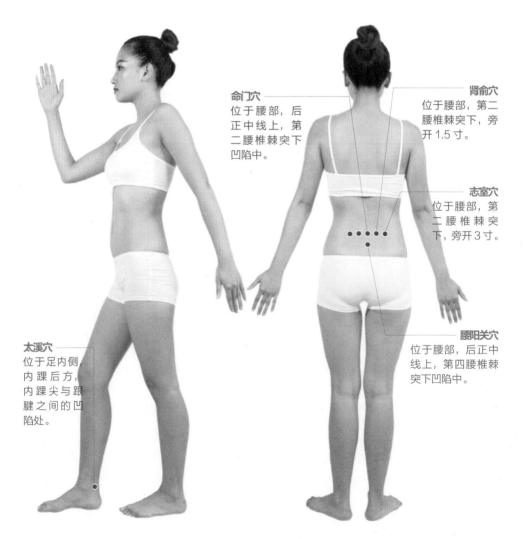

**命门穴**
位于腰部，后正中线上，第二腰椎棘突下凹陷中。

**肾俞穴**
位于腰部，第二腰椎棘突下，旁开1.5寸。

**志室穴**
位于腰部，第二腰椎棘突下，旁开3寸。

**腰阳关穴**
位于腰部，后正中线上，第四腰椎棘突下凹陷中。

**太溪穴**
位于足内侧，内踝后方，内踝尖与跟腱之间的凹陷处。

## 按摩疗法

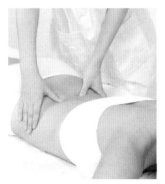

**➡点揉肾俞**

将拇指指腹放在肾俞上，适当点揉 1 分钟，以酸胀为佳。

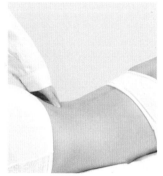

**➡揉按命门**

用拇指指腹揉按命门 2 分钟，以潮红、发热为主。

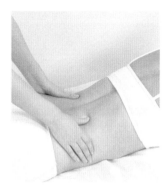

**➡揉按志室**

用拇指指腹顺时针揉按志室 1 分钟，以局部感到酸胀为佳。

## 刮痧疗法

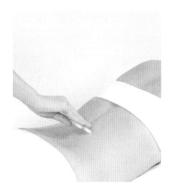

**➡面刮肾俞**

用刮痧板的厚边棱角面侧自上而下刮拭肾俞 30 次，刮至皮肤发红，皮下紫色痧斑出现为止。

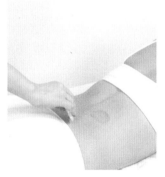

**➡面刮腰阳关**

以刮痧板的面侧为着力点，重刮腰阳关 30 次，刮至皮下紫色痧斑形成为止。

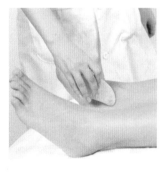

**➡角刮太溪**

用角刮法刮拭太溪 15 次，力度由轻到重，至皮肤发红，皮下紫色痧斑出现为止。

# 腰痛生活要注意

腰痛会影响到患者正常的生活，走路直不起腰，或者是躺在床上不敢移动等。很多腰痛是由外伤所造成的，因为没有得到及时的治疗，所以引发了以后的问题。我们在生活中一定要保护好腰椎。

1. **有些动作可损伤腰部的肌肉及腰椎间盘** 弯腰搬重物、弯腰抱小孩、突然扭转腰及在弯腰情况下强力后伸等动作，都有可能损伤腰部的肌肉及腰椎间盘。因此，如果搬抬重物时应当屈膝下蹲，身体向前靠，使重力分担在腿部肌肉上，减轻腰部的负担；同时，应当逐步加大用力，防止腰部的突然受力。这对于那些很少进行体力劳动的人尤其应当注意。

2. **应避免长时间看电视** 在较小的居室内，不宜将电视机放得过高，而自己坐在矮的凳子上看电视，这会使腰背部后凸，头颈向后仰，对颈椎及腰部造成损伤。看电视时最好坐在沙发上或者靠背椅上，腰部放一个垫枕，顶住腰部。每天看电视结束时，应当以腰部不至于疲劳酸痛为宜。

3. **减少腰部长期的超负荷压力** 腰部长期承受超负荷的压力是引起慢性腰痛的主要原因。注意工作时腰部的正确姿势；注意休息，劳逸结合，防止过度疲劳；防止腰部受到外伤及寒冷等不良因素的刺激；适当进行体育锻炼，尤其是加强腰部肌肉锻炼。这些措施可以有效地防止和减缓腰部肌肉和椎间盘的劳损。

4. **腰痛患者减少工作量** 已经有腰痛症状者，应当减少工作量，适当休息；腰痛症状较重、发作频繁者，应当停止工作，绝对休息，而且最好能卧床休息。

5. **睡觉选择硬板床** 睡觉的床铺应选择硬板床或者在木板床上放较硬的弹性卧具，睡觉时的姿势以双下肢稍屈曲的侧卧位为宜。

# CHAPTER 09

# 女性最常见的疼痛：痛经

很多女性都害怕月经的到来，因为月经来临时痛经往往也会随之发作。痛经在女性月经期间发病率较高，虽不能致命，但它带来的痛苦，严重影响了女性的正常生活。

# 了解痛经，远离痛经

说到痛经，一直以来都是困扰和折磨着许多女性朋友的一种病症。凡在经期或经行前后，出现周期性小腹疼痛，或痛引腰骶，甚至剧痛晕厥者，称为"痛经"，亦称"经行腹痛"。

## ◆ 痛经的西医分类

1. **原发性痛经** 生殖器官没有器质性病变的痛经，称为"原发性痛经"，原发性痛经在少女、未婚女子中较常见。其经常发生在初潮开始后的 6 ~ 12 个月，原因可能是少女的内分泌功能尚未发育完善，体内前列腺素的水平过高，刺激子宫而使其发生强烈收缩引起的。

2. **继发性痛经** 由于盆腔疾病引起的痛经，称为"继发性痛经"，多发生在来月经后数年或十几年后，主要的诱发疾病是子宫内膜异位症、盆腔炎、宫颈狭窄、处女膜闭锁等，其中以子宫内膜异位症最常见。

## ◆ 痛经的治疗

原发性痛经可以自愈，大多数人的原发性痛经在第一年较严重，以后慢慢减轻，很多人的原发性痛经在婚后不治而愈。原发性痛经是以对症治疗为主，平时应实现规律的日常生活、保持好心情、经期前不吃冰冷食物。出现痛经时可采取热敷的方式或者喝红糖水，还可以自己按摩等方式缓解疼痛。

而对于继发性痛经则需要找出引起痛经的主要病因，然后再进行针对性的治疗。

有痛经情况的女性朋友，在日常生活中应该注意身体保养问题，特别是在炎热的夏季千万不要太过贪凉，少吃一些过于冰冷刺激的食物。

# 痛经特效穴，月事更轻松

**TOP 01** 三阴交 ——安神助眠调痛经

三阴交穴属足太阴脾经，是三条阴经——足太阴脾经、足少阴肾经、足厥阴肝经的交会处。它主要调理下焦，也就是肚脐以下的部位，其中对治疗女性痛经特别有效，还可安神、帮助睡眠，是让女性青春永驻的首选穴位。

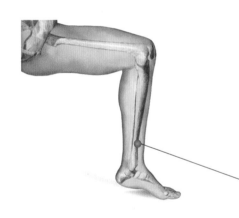

**标准定位：**位于小腿内侧，当足内踝尖上3寸，胫骨内侧缘的后方。

## 三阴交穴：健脾理血、益肾平肝

| 保健方法 | 功效 |
|---|---|
| 按摩 | ⊙ 经常按摩这个穴位，可有效缓解痛经、腹痛、肠鸣、腹胀、泄泻、便溏、崩漏、带下等病症 |
| 刮痧 | ⊙ 经常刮拭这个穴位，可有效缓解痛经、经闭、不孕、遗精、阳痿、遗尿、失眠、神经衰弱等病症 |

| 临床配伍方 | 三阴交 + | ① 中脘、内关、足三里，可活血化瘀，治血栓闭塞性脉管炎。<br>② 中极、天枢、行间，可疏肝理气、活血化瘀，治痛经。<br>③ 阴陵泉、膀胱俞、中极，可渗变利尿，治癃闭。 |
|---|---|---|

# 关元 ——女子蓄血之处

TOP 02

　　关元穴是任脉常用穴位之一，为元气所藏之处，是"男子藏精，女子蓄血之处"。关元穴是养生要穴，它具有补肾壮阳、理气和血等作用，用于治疗元气虚损病症、妇科病症等效果显著，如：月经不调等，当脐腹受寒绞痛时，刺激本穴亦可有效缓解。

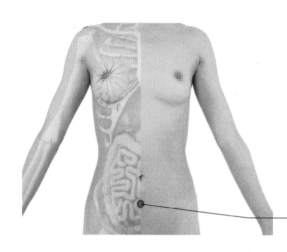

**标准定位：** 位于下腹部，前正中线上，当脐中下3寸。

## 关元穴：培肾固本、补气回阳、清热利湿

| 保健方法 | 功效 |
| --- | --- |
| 按摩 | ⊙ 经常按摩这个穴位，可有效缓解痛经、崩漏、脐腹绞痛、小腹胀满、小便赤涩、遗尿、水肿等病症 |
| 刮痧 | ⊙ 经常刮拭这个穴位，可有效缓解痛经、遗精、阳痿、早泄、赤白带下、阴挺、阴痒、产后恶露不尽、腹痛、泄泻、神经衰弱、高血压等病症 |

| 临床配伍方 | 关元+ | ① 太溪，可补益肾气，治久泄不止。 |
| --- | --- | --- |
| | | ② 涌泉，可补肾气、行水气，治腰痛。 |
| | | ③ 中极、阴交、石门、期门，可调达肝气，治胸胁痞满。 |
| | | ④ 气海、脾俞，可行气活血，治痛经。 |

# 气海 —— 益气生血治痛经

气海穴是任脉常用穴位之一，穴居脐下，为先天元气之海，中医认为"气为血之母""气能生血""气能行血"。经常刺激本穴，可补气生血、调经固经、缓解痛经等病症，还可用于增强男性性功能、增强人体的免疫力、延年益寿等。

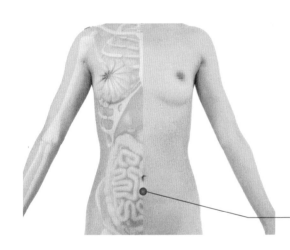

**标准定位：** 位于下腹部，前正中线上，脐中下 1.5 寸。

## 气海穴：益气助阳、调经固经

| 保健方法 | 功效 |
|---|---|
| 按摩 | ⊙ 经常按摩这个穴位，可有效缓解痛经、崩漏、腹痛、腹胀、脱肛、遗尿、遗精等病症 |
| 刮痧 | ⊙ 经常刮拭这个穴位，可有效缓解痛经、阳痿、阴挺、尿潴留、肠麻痹、泄泻、胃下垂、神经衰弱等病症 |

**临床配伍方**

气海 +
① 小肠俞，可行气化浊，治白带异常。
② 阴谷、太冲、三阴交、中极，可行气通经、养阴清热，治痛经。
③ 三阴交，可养阴填精、培元固肾，治遗精。
④ 天枢、大肠俞，可消食化积，治腹痛。

149

# 补足肾气，经不痛，腰不酸

◎**临床表现：** 经期或经后小腹绵绵作痛，经行量少，色红无块，腰膝酸软，头晕耳鸣，舌淡红，苔薄，脉细弦。

◎**治疗原则：** 补肾填精、养血止痛。

## 理疗穴位

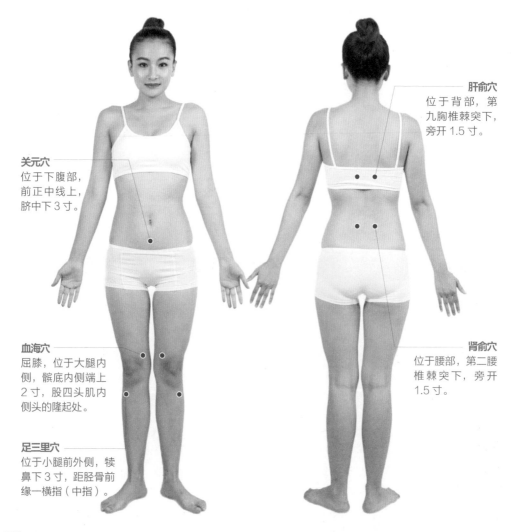

**肝俞穴**
位于背部，第九胸椎棘突下，旁开1.5寸。

**关元穴**
位于下腹部，前正中线上，脐中下3寸。

**血海穴**
屈膝，位于大腿内侧，髌底内侧端上2寸，股四头肌内侧头的隆起处。

**足三里穴**
位于小腿前外侧，犊鼻下3寸，距胫骨前缘一横指（中指）。

**肾俞穴**
位于腰部，第二腰椎棘突下，旁开1.5寸。

## 按摩疗法

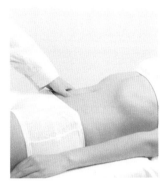

**➡揉按关元**

用拇指指腹揉按关元1分钟，力度略重，以局部有酸胀感为度。

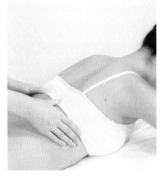

**➡揉按肝俞**

用拇指指腹揉按肝俞1分钟，力度适中，已局部皮肤发红为度。

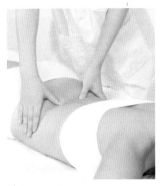

**➡点揉肾俞**

将拇指指腹放在肾俞上，适当点揉2分钟，以酸胀为佳。

## 刮痧疗法

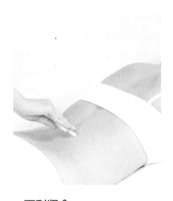

**➡面刮肾俞**

用面刮法刮拭肾俞15次，力道略重，至皮肤有热感为度。

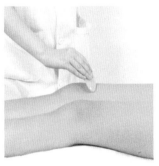

**➡角刮血海**

用刮痧板的角部由上向下刮拭血海30次，刮至出痧为止。

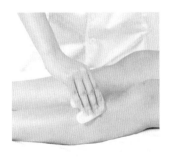

**➡角刮足三里**

用刮痧板的角部边缘刮拭足三里30次，以皮肤潮红、出痧为度。

# 痛经乏力心悸，是气血太虚了

◎临床表现：经期或经后小腹隐痛喜按，经行量少质稀，伴形寒肢疲、头晕目花、心悸气短、舌质淡、苔薄、脉细弦。

◎治疗原则：补气养血、和中止痛。

## 理疗穴位

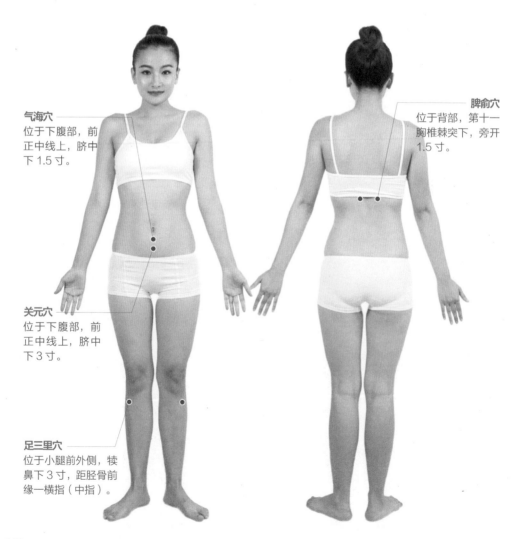

**气海穴**
位于下腹部，前正中线上，脐中下 1.5 寸。

**关元穴**
位于下腹部，前正中线上，脐中下 3 寸。

**足三里穴**
位于小腿前外侧，犊鼻下 3 寸，距胫骨前缘一横指（中指）。

**脾俞穴**
位于背部，第十一胸椎棘突下，旁开 1.5 寸。

## 按摩疗法

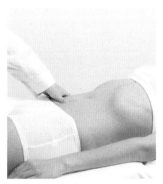

**➡揉按关元**

用拇指指腹揉按关元1分钟，力度略重，以局部有酸胀感为度。

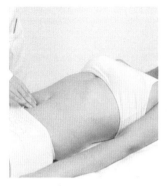

**➡揉按气海**

将食指、中指、无名指并拢，放于气海上，用指腹环形揉按1分钟，力度轻柔，以皮肤发红为度。

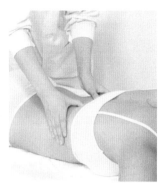

**➡按压脾俞**

将拇指指腹放于脾俞上，按压2分钟，以局部有酸胀感为度。

## 刮痧疗法

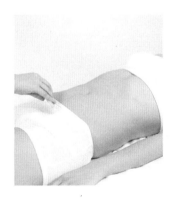

**➡面刮关元**

用面刮法从上到下刮拭关元30次，力度适中，以出痧为度。

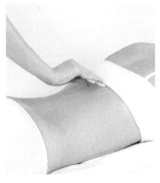

**➡面刮脾俞**

用面刮法从上到下刮拭脾俞30次，刮至局部皮肤出痧为度。

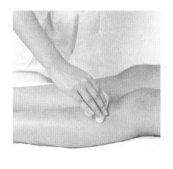

**➡面刮足三里**

用面刮法刮拭足三里30次，力度适中，至出现红色或紫色痧痕为止。

# 气滞血瘀，当然腹痛经不畅

◎**临床表现：**经前或经期小腹胀痛拒按，或伴乳肋胀痛；经行量少不畅，色紫黑有块，块下痛减；舌质紫暗或有瘀点、脉沉弦或涩。

◎**治疗原则：**行气活血、祛瘀止痛。

## 理疗穴位

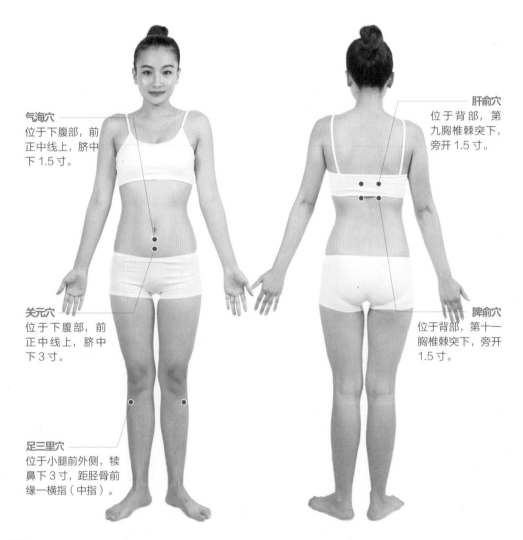

**气海穴**
位于下腹部，前正中线上，脐中下1.5寸。

**关元穴**
位于下腹部，前正中线上，脐中下3寸。

**足三里穴**
位于小腿前外侧，犊鼻下3寸，距胫骨前缘一横指（中指）。

**肝俞穴**
位于背部，第九胸椎棘突下，旁开1.5寸。

**脾俞穴**
位于背部，第十一胸椎棘突下，旁开1.5寸。

## 按摩疗法

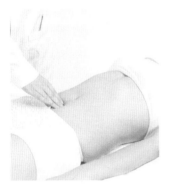

**➡揉按气海**

用食指、中指、无名指指腹揉按气海2分钟，以局部有酸胀感为度。

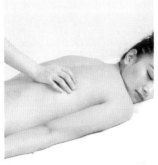

**➡推揉肝俞**

用手掌根部用力，推揉肝俞1分钟，至患者感到局部酸胀为度。

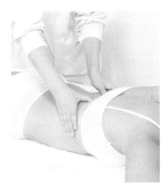

**➡点揉脾俞**

将拇指指腹放在脾俞上，适当力度点揉1分钟，以酸胀为佳。

## 刮痧疗法

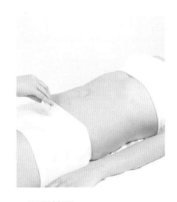

**➡面刮关元**

用面刮法刮拭关元30次，力度轻柔，至潮红、发热为度。

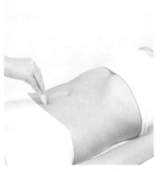

**➡角刮气海**

用刮痧板的角部自上而下刮拭气海30次，力度适中，速度适中，以出痧为度。

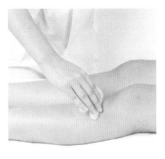

**➡面刮足三里**

用面刮法从上往下刮拭足三里30次，力度轻柔，可不出痧。

# 内寒致血瘀，这样的痛经好办

◎**临床表现：** 经行小腹冷痛，得热则舒；经量少，色紫暗有块；伴形寒肢冷、小便清长、苔白、脉细或沉紧。

◎**治疗原则：** 温经散寒、祛瘀止痛。

## 理疗穴位

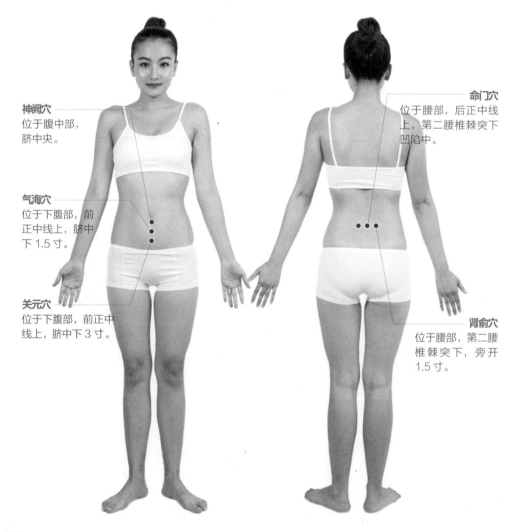

**神阙穴**
位于腹中部，脐中央。

**气海穴**
位于下腹部，前正中线上，脐中下1.5寸。

**关元穴**
位于下腹部，前正中线上，脐中下3寸。

**命门穴**
位于腰部，后正中线上，第二腰椎棘突下凹陷中。

**肾俞穴**
位于腰部，第二腰椎棘突下，旁开1.5寸。

## 按摩疗法

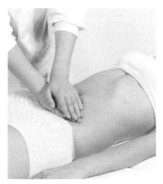

**➡摩揉关元**

双手掌重叠贴于关元处，先以顺时针方向旋转摩揉1分钟，再以逆时针方向旋转摩揉1分钟。

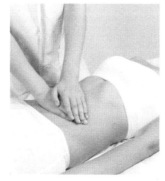

**➡揉按神阙**

双掌相叠置于神阙，轻柔地揉按1分钟，以局部透热为度。

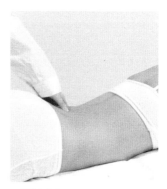

**➡揉按命门**

用拇指指腹揉按命门1分钟，以潮红、发热为主。

## 刮痧疗法

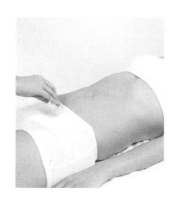

**➡面刮关元**

用面刮法刮拭关元30次，由上至下，速度适中，以出痧为度。

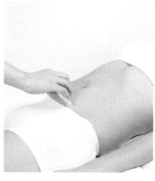

**➡面刮气海**

用刮痧板的厚边棱角面侧刮拭气海30次，以潮红、出痧为度。

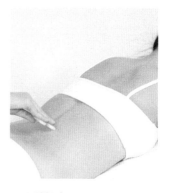

**➡面刮肾俞**

用面刮法刮拭肾俞15次，力度微重，由上至下刮拭，以出痧为度。

# 经痛小便黄，得排出体内湿热

◎**临床表现：**经前或经期小腹疼痛，或痛及腰骶，或感腹内灼热；经行量多质稠，色鲜或紫，有小血块；伴乳胁胀痛、大便干结、小便短赤、舌质红、苔黄腻、脉弦数。

◎**治疗原则：**清热除湿、化瘀止痛。

## 理疗穴位

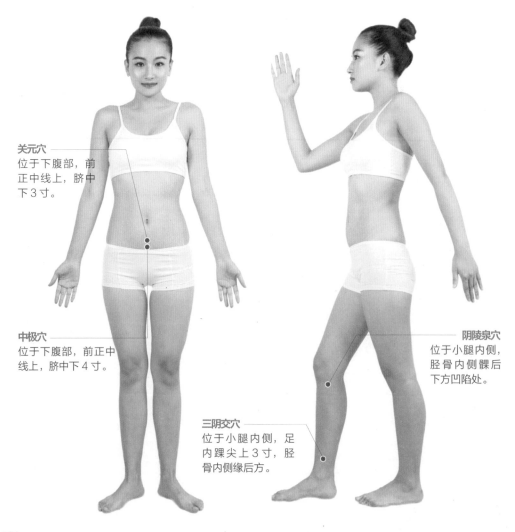

**关元穴**
位于下腹部，前正中线上，脐中下 3 寸。

**中极穴**
位于下腹部，前正中线上，脐中下 4 寸。

**三阴交穴**
位于小腿内侧，足内踝尖上 3 寸，胫骨内侧缘后方。

**阴陵泉穴**
位于小腿内侧，胫骨内侧髁后下方凹陷处。

## 按摩疗法

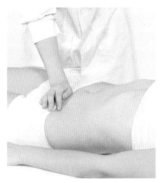

**➡ 揉按关元**

用手掌鱼际揉按关元1分钟，力度适中，以局部有酸胀感为度。

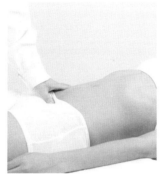

**➡ 点按中极**

用拇指指腹点按中极2分钟，力度适中，以局部有痛感为度。

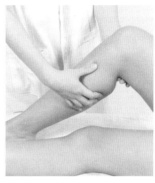

**➡ 点按阴陵泉**

用拇指指腹点按阴陵泉1分钟，力度稍重，以患者感觉酸痛为佳。

## 刮痧疗法

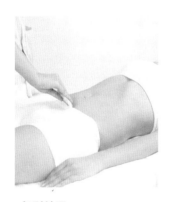

**➡ 角刮关元**

让刮痧板的角部刮拭关元30次，至皮肤发红，皮下紫色痧斑出现为止。

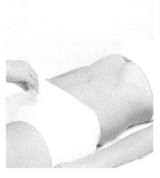

**➡ 角刮中极**

用角刮法刮拭中极30次，动作应连续，刮至不再出现新痧为止。

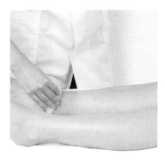

**➡ 面刮三阴交**

用面刮法刮拭三阴交30次，从上往下，刮到没有新痧出现为止。

# 好方法让您远离痛经

有的女人可以很轻松地度过经期，而有的女人却是疼痛难耐。痛经怎么办？小方法让女人轻松远离痛经。

1　**热敷**　痛经女性应保持身体暖和，非常时期，保持身体暖和非常重要，尤其是针对痉挛及充血的骨盆部位。用远红外理疗仪或热水袋进行热敷，一次 60 分钟，可以缓解腹部的胀痛。

2　**按摩小腹**　经前或经期下腹部疼痛时，将双手相叠于小腹中间，紧压腹部，慢慢摩动腹部，直至小腹内有热感为止。

3　**泡脚法**　肉桂三棱泡脚方温经化瘀、理气止痛，治疗原发性痛经。取肉桂 3 克，三棱、莪术、红花、当归、丹参、五灵脂、延胡索各 10 克，木香 6 克。将药放在一起加入清水，煎 30 分钟，去渣取汁。将药汁与 2000 毫升开水一起倒入盆中，先熏蒸阴部，待温度适宜时泡洗双脚，每日早晚各 1 次，每次熏泡 40 分钟。月经前一周开始泡脚，10 日为 1 个疗程。

4　**运动**　痛经女性应加强体育锻炼，尤其是体质虚弱者在加强营养的同时，可以配合做一些轻度的运动，比如散步。

5　**瑜伽**　练瑜伽有缓和痛经的作用，如以下几个动作：弯膝跪下，坐在脚跟上，前额贴地，双臂靠着身体两侧伸直。你也可以试试不同的动作，找到舒服的就好。

6　**药膳**　可以自己做药膳来调理：益母草煮鸡蛋、萝卜陈皮粥、桃仁饼、艾叶茴香蛋、三椒鸡、归芪羊肉汤、香菇鸽肉汤。

7　**汗蒸**　痛经有先天因素也有后天因素。汗蒸可以促进微循环、修复受损细胞，也有暖宫护巢的作用。